# 家族ががんになりました

がんと診断されたらまず読む本

どうしたらいいですか

大西秀樹　著

精神腫瘍医
埼玉医科大学国際医療センター教授

法研

## この本を手に取ってくださった皆様へ

愛する人ががんになる。

人生は何事もなく進むと思っていた幻想は崩れ、目の前にあるのは家族ががんになったという現実。それも突然に。予期せぬ出来事。人生の計画は大きな変更を迫られる。目の前には「死」の文字もよぎる。治療選択と看病にはベストを尽くしたい。そして、愛する人の命を救いたい。しかし、がんに関する知識もこころの準備もない。看病する自分自身も心が乱され、どうしてよいかわからない。何を頼りにしたらよいのだろう…。

精神科医として30年近く、患者さんと家族の診察を続けてきました。がん患者さん、ご家族を専門に診察する精神科医（精神腫瘍医）として働くようになって20年以上になります。これまでに数千人のがん患者さん、ご家族と対話を続け、そのときにできる最善のことをしてきました。

冒頭に挙げたのはがん患者さんご家族が訴えた悩み、心の叫びです。

多くのご家族が、愛する人ががんになったことで、多くの問題を抱えたまま解決の方法も見いだせず悩んでいます。時間がない中で多くの決断、それも最善の決断をしなければなりません。しかし、あまりにも多くの問題が一度に出現し、かつ状況は時々刻々と変化するため、何をどうしてよいのかわからないことも多いと思います。

でも、できる限り最善を尽くしたい。

……そのように考えている方々の悩みを少しでも軽くすべく、この本を作ることにしました。

今、患者さんの家族としてこの本を手に取っている方々は、時間をかけて本を読む暇もないと思います。心が乱れ、難解な医学用語が並んでいる文章は頭に入りにくいかもしれません。ですから、なるべく読みやすい内容とするように心がけました。理解を深めるために、実際の例も紹介しました。

細かいことまですべて知る必要はありません。看病に当たって大事なことは「患者さんがより良い心身の状態で医療を受ける」という根幹からずれないことです。すべてを最初から読む必要はありません。目次をみて、今必要だと思う項目だけにでも目を通してください。疑問に答える箇所がみつかると思います。正しい知識が深まれば、安心して看病ができるようになるでしょう。

また、この本を手に取っている方々の中には、友人ががんになった方、友人から看病に関する相談を受けた方もいるかと思います。相談を受けた以上はベストの援助をしたいと思うでしょう。そのような方々にもお役に立てるような構成になっています。この本を読んで、相談を受けた人に合った適切な援助を行ってください。正しい知識に基づいたより良い援助は、患者さん、そしてご家族を幸せにします。

がんという病気は、ある日突然目の前に現れます。患者さん、ご家族はいきなり嵐の中に巻き込まれたも同然です。混乱の中、どうしてよいかわからないとき、一度冷静になって周りを見つめる必要があります。その際に指針となるものが必要でしょう。医師、看護師、薬剤師、臨床心理士、ソーシャルワーカー。皆様の周りには指針となる人が数多くいます。それらを一つにまとめたのがこの本です。

この本を読んだ方々が看病に関する知識と技術を増やし、少しでも安心して看病に当たっていただければ、これ以上の喜びはありません。

最後に、皆様が看病に当たっている患者さんの人生が、皆様の援助でより良いものになることを願っております。

平成27年12月15日

埼玉医科大学国際医療センター　精神腫瘍科

大西秀樹

もくじ

## 第3章 がん患者を支える 107

装丁・本文デザイン●澤田かおり
（トシキ・ファーブル）
本文イラスト●福々ちえ
編集協力●鈴木智子　津田淳子
（有限会社フリーウェイ）
●武沢和枝
（株式会社法研
プレミアサポートセンター）

※本書に登場する患者さん、ご家族はすべて仮名です。

# 序章

# 家族ががんになりました、どうしたらいいですか？

# 夫ががんになりました

ケース

## 亀田昭雄さん（診断当時55歳）
## 「胃がんの疑いがあるといわれて」

### 告知されて頭が真っ白に

ちょうど2年前の秋、当時、中堅メーカーの営業部長として多忙な日々を送っていた亀田昭雄さんは、会社の健康診断で再検査を受けるようにいわれ、以前から知っている地元のX総合病院の内科を受診しました。

再検査の結果を聞きに行った昭雄さんは暗い表情で帰宅しました。胃カメラ検査の結果、胃がんの疑いがあるといわれた、というのです。その半年ぐらい前から昭雄さんは胃の調子が悪いといって胃薬を飲んでいました。

再検査の結果から1週間後、病院から「病理検査の結果が出たので、奥さんも一緒に来てください」といわれたとき、ある程度の覚悟はしていました。しかし、病名を告げられると頭が真っ白になり、医師の言葉はほとんど理解できませんでした。

覚えているのは、診断結果が「進行がんでステージ3B、手術をして胃の下のほうを3分の2切り取る」ということだけでした。理恵さんは必死でメモを取りました。昭雄さんは「すべて先生にお任せします」と、深々と頭を下げました。帰宅後、理恵さんは一気に不安が込み上げてきましたが、高校生の息子と中学生の娘には何も言えませんでした。

数年前に乳がんを患った義姉に相談してみました。義姉は「地元の病院より、東京の有名な病院がいいわよ。そこでセカンドオピニオンをとったら？」と勧めました。

それを聞いた昭雄さんは「セカンドオピニオンなんて、先生に失礼だ」と受け入れず、結局そこで話は終わってしまいました。昭雄さんはイライラすることが多くなり、話し合おうとしてもケンカになるばかり。そもそも何を話し合うべきなのかもわかりませんでした。

理恵さんはインターネットで情報収集を試みますが情報が多すぎ、何を信じてよいかわかりません。他に相談相手も思いつきませんでした。

それから2週間後、そんな混乱の中で昭雄さんは入院、手術の日を迎えました。

## 手術、そして退院

「目に見えるがんは切除しましたし、転移のあったリンパ節もすべて摘出しました。今のところ、他の臓器への転移は認められません」

この医師の言葉に、ほっと胸をなでおろしたのですが、治療はこれで終了とはなりませんでした。目に見えない小さながん細胞が残っているかもしれないので、抗がん剤治療をしなければならないというのです。しかも1年も――。

すべて先生に任せると決めている昭雄さん

は承諾し、抗がん剤治療が始まりました。

これを聞きつけた昭雄さんの伯母は、「抗がん剤なんて命を縮めると本にも書いてあったわよ。がんに効く健康食品を送るから、それを昭雄に飲ませてやって」と理恵さんにいい、すぐに健康食品が一箱送られてきました。

昭雄さんは「こんな非科学的なものでがんが治るものか」と飲もうとはしませんでした。伯母はそれからも理恵さんに連絡してきては、「治療が間違っている。これで昭雄が治らなかったらあなたのせいよ」

などと脅かすようなことをいいます。

義姉は義姉で、セカンドオピニオンをとらず、地元の総合病院で手術を受けたことに対して、

「そんな病院で本当に大丈夫なの？」

と非難めいた口調でいうのでした。

## 職場復帰はしたものの…

「抗がん剤が内服薬でよかった。自宅で使用できるから会社を休まずにすむよ」などというほど昭雄さんは復職に意欲を見せ、退院後、約2カ月で職場復帰を果たしました。

しかし体力は以前よりも落ちていて、かつてのようにバリバリとは働けません。10キロ近く体重が落ち、帰宅するとぐったりと横になり、食事も少ししかとれません。

昭雄さんは、職場や周囲の人たちにも心配され、しだいに自信をなくし、落ち込みがひどくなっていきました。病気や仕事のことを思い悩み、夜も眠れなくなってしまいました。

子どもたちはこの頃には父親のがんを知っていましたが、昭雄さんがその話を避けようと

することもあり、家族で話題にすることはありませんでした。

理恵さんも子どもの進学や今後の生活を思うと、経済的な不安を感じました。毎月の医療費およそ8万円のほか、タクシー代などの雑費もかさんでいました。理恵さんは看病を一手に担い忙しかったところへ、パート勤めを増やしたことで、時間的な余裕もなくなりました。

## 治療の末、転移発覚

ようやく、その抗がん剤治療も終わろうとする頃、肝臓と腹膜への転移が見つかりました。

「先生にすべてお任せして、抗がん剤もきちんと飲んでいたのに、なぜ？」

昭雄さんは主治医に怒りをぶつけてしまいました。抗がん剤治療の終了が見えてきて、少し希望を持ちかけたときだけに、最初に告知されたときよりショックが大きかったようです。

昭雄さんは今さらながらセカンドオピニオンをとらなかったことや、他の治療法を納得いくまで検討しなかったことなどを悔やむ気持ちが湧いてきました。落胆する昭雄さんにある日、子どもたちがこういいました。

「もっとなんでも僕たちに話してほしい」

それを聞いて、昭雄さんは病気の話題から遠ざけて済まなかったと思うのと同時に、子どもたちの葛藤と成長を知ることができました。

昭雄さんの容態は悪化していき、告知から4カ月後、静かに息を引き取りました。

理恵さんは、伯母や義姉ともぎくしゃくした関係が続き、後悔や自責の念が拭えず、うつ状態になり、私のところに尋ねてきました。

# がんは突然やってくる

## がん患者とその家族

### がん患者は増えている

がんに罹患する人は年々増えています。

国立がん研究センターがん対策情報センターは、2010年に新たにがんにかかった人は80万人を超え、2015年では約98万人と推計しています。高齢化の進行に伴い、この40年間に約4倍にもなったのです。

また、生涯でがんにかかる確率は男性で60%、女性では45%と試算されています。

つまり、2人に1人はがんに罹患するので

**一年間にがんにかかった患者数の推移**

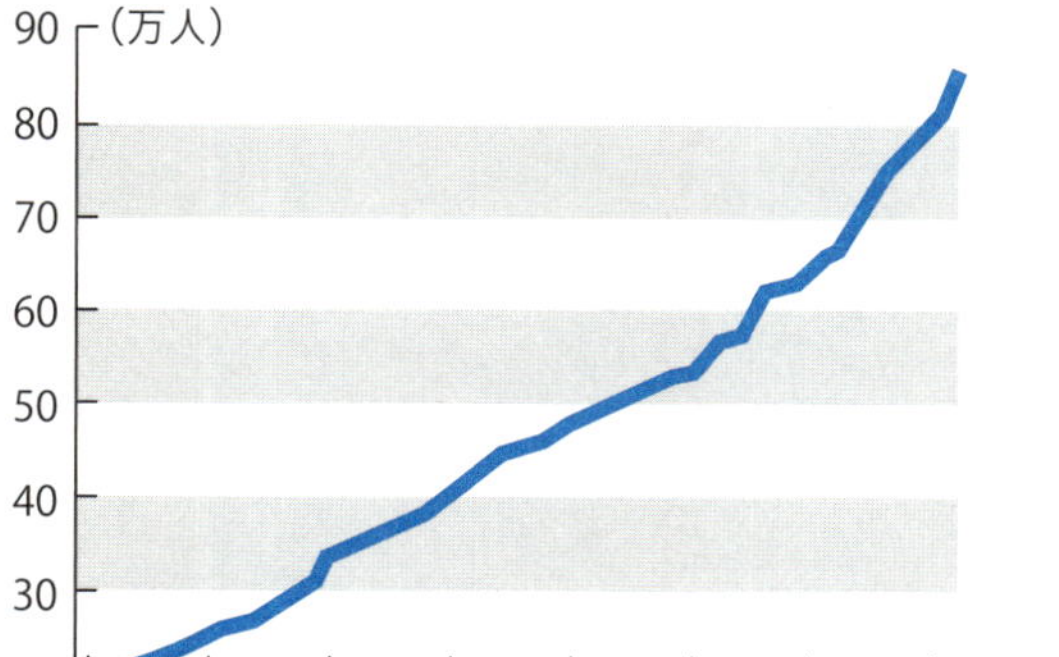


＊『国立がん研究センターがん情報サービス「がん登録・統計」』より

2010年の推計値は初めて80万人を超えた

す。そのように考えるとがんは誰にとっても身近な病気といえます。

がんは30年以上にわたって日本人の死因のトップであり、いまだに「がん＝死」のイメージが色濃く残っています。

その一方で医療技術の進歩によって、がんは必ずしも死に直結する病気ではなくなり、予後の良い人も増えています。

しかしながら、突然がんと告知されると、患者さんはもちろんのこと、ご家族も少なからず動揺します。

生命の不安はもちろん、さまざまな苦痛、生活への影響、経済的な負担などいろいろな不安が一気に押し寄せてきます。

そして多くの患者さん、ご家族にとって、がんは突然やってくるものです。

## がんは突然やってくる

自覚症状があって受診して、がんと診断されることもありますが、約半数の人は、冒頭の亀田さんのように健康診断や、あるいは他の病気の治療中にたまたま発見されています。つまり、がんを予期していないのです。

ですから、いきなり「がんです」といわれても、すぐには受け入れられないのが普通です。驚きや戸惑い、悲しみ、不安、怒りなど、さまざまな感情が交錯し混乱します。

患者さんが、がんの告知を受けてから心が落ちつき、診断を受容できるまでには約2週間かかるという研究があります。

この動揺はご家族も同じです。患者さんを支えなくてはと思っても、初めから冷静でいられる方は少ないのです。

しかし、心が落ちつくまで待っていられるかというとそうもいきません。

半数近くの患者さんが、告知から治療開始まで2週間もなかったという調査があります。つまり多くの方が、がんを受容しきる前に、がんとの闘いを始めているのです。

例えば、セカンドオピニオンをとるかどうか、抗がん剤治療か外科手術か、部分切除か全摘かといった手術方法など、重要なことを決断しなければなりません。かつては、患者さんはまな板の上の鯉のような存在でしたが、今は患者さん自身が治療法を決める時代です。

多くの方はこの時点ではご自身のがんやがん治療についてあまり知識がないでしょう。治療決定について必要な知識に乏しいうえ、精神的にも不安定な時期に、そしてわずか2週間のうちに、重大な選択をしなければならないのです。そんな中で、命がかかった選択に自信を持てる人はほとんどいないはずです。

このようにがんは突然やってきて、患者さん、そしてそのご家族に決断を迫ってくるのです。


**告知日から治療開始日（または治療決定日）までの平均日数**

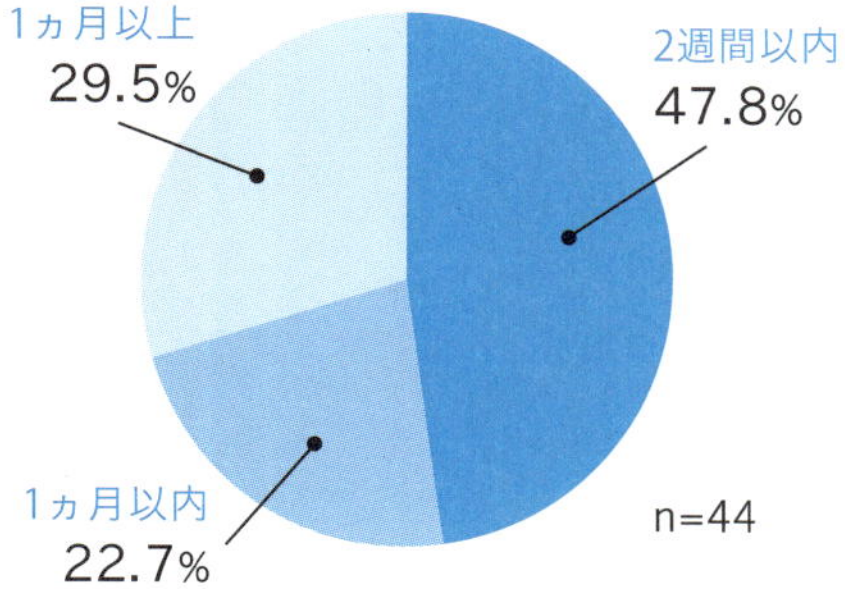


調査期間2010年12月～2011年1月
*『プレミアサポート 2008-2010』より

半数近くが２週間以内に治療を開始、または決定している

# 知識整理の3つのポイント

## 知ることが力になる

告知直後の2週間は、誰しも動揺が大きく、考えもまとまりにくくなります。ご家族も同じでしょう。

しかし、時間が経つにつれ、少しずつ今の状況を受け入れられるようになります。そして、この苦境を乗り越えるにはどうしたらいいか、より良い対応策を考えられるようになります。

このときに、患者さんにもご家族にも、心に留めておいていただきたいポイントがあります。

人は、自分の置かれている状況がよくわからず先の見通しが立たないとき、自分が問題を解決できると思えないとき、そして行うことに意義を見出せないときは、強いストレスに対処し、合理的に考えることは困難です。

ですから、次の3つのポイントを踏まえて知識や情報を整理してみましょう。

### ●状況を理解する

がんの病状、治療の流れ、今後起こると考えられるできごと、その時すべきこと、ご自身の状況や協力者など、自分が置かれている状況や今後の見通しが具体的にわかると、落ちつきます。

### ●どうすればいいかがわかる

受けられる治療やそれを受けるための手続

方法、費用の見込みとその財源、支援の存在や求め方などを把握し、自身で実行可能だと感じられれば、ストレスが軽くなります。

### ●意義を見出す

検査や治療の目的、患者さんや医療従事者の言動の裏にあるメッセージにどんな意味があるのかなど、なんのためにそれを行わなければならないのか、なぜ相手がそのようなコミュニケーションをとるのかがわかれば、強いストレスを感じることは減り、困難な状況に対処する力が増します。

がんに立ち向かうためには、このようなポイントを意識して、状況を把握して、すべきことを選んでいきましょう。

がんの診断から、治療を始めるまでの時期はいろいろな情報が一気に入ってくる時期でもあります。

たとえば治療法について情報を得ても、その治療を受けるとしたら、どんな効果や副作用があるのか、どのくらいの期間を要するのか、どこで、どのようにして受けられるのか、費用はいくらで支払いが可能かどうか、また他の治療と比べてその治療を選ぶ意義はなんであるのか、などとかえって混乱してしまうことがあります。

ですから、そうしたことを整理しておくと、「いい情報を得た気がするが、どうしていいかわからなかった」「勧められるまま流されてしまったが、本当に良かったのだろうか」など、後々不安になってしまうような事態を避けることができます。

# ご自身のこともいたわってください

## 患者家族は「第二の患者」

がんの告知を受けた家族の衝撃は、患者本人と同等、あるいはそれ以上ともいわれます。「よし、一緒に治そう」と奮い立つ人もいますが、ショックのあまりふさぎ込んでしまう人も少なくありません。

中島勇三さん（診断当時60歳）のケースを紹介します。

勇三さんは膵臓がんの末期で、再入院したのです。妻の直美さんが付き添っていたのですが、患者である勇三さんより顔色が悪く、表情にもまったく生気がありません。

そこで直美さんに、「一度精神腫瘍科の診察を受けてみませんか」と声をかけたのです。直美さんは勇三さんががんだと知り、精神的に限界に達していたようで、すぐに受診されました。

診察の結果、不安と抑うつ気分を伴う「適応障害」と思われたので、カウンセリングを行い、抗うつ薬を処方しました。これによって直美さんはかなり落ちつきを取り戻し、勇三さんの看病に向き合えるようになりました。

また、逆にこんなケースもあります。妻である田中友美さん（診断当時50歳 仮名）が乳がんになって抗がん剤治療を受けている時に、夫である健一さんがショックのあまり寝込んでしまったのです。そのため友美さんが健一さんの世話を焼いていました。ご存じの方も多いかと思いますが、抗がん剤治療中は副作用が出るなど体力的にきつい時期でもあります。自身の身の回りのこともつらいのに、夫の世話をするのは心配です。このときは幸いにも友美さんのお母様に来ていただくことができ、友美さんの看病をしてもらいました。

このように、がんでは、ご家族も精神的に不安定になったり、体調を崩す例が多く、患者家族は「第二の患者」ともいわれています。健一さんのように、寝込んでしまうご家族もあります。

実際、ご家族の10～50%に抑うつが見られるとの報告もあります。

ご家族は自分のことではないからよけいにつらい、という側面があります。自分が患者を支えなければいけない、自分が弱音を吐いてはいけない、という強い使命感に追い詰められてしまいがちです。

長丁場になりますので、がんばりすぎず、ふだんの生活をできるだけ変えないことが大切です。疲れたら休養をとり、苦しいときは積極的に専門家の力を借りるようにしてください。

**できるだけこれまでどおりに生活する**

**苦しいとき、眠れないときは、精神科や精神腫瘍科の受診を**

# 第1章

# 家族ががんになると

# 家族ががんになったら

## 知っておきたいこと、しておきたいこと

#### 心を整理する

序章で述べましたように、がんの診断直後は混乱の時期です。患者さん、ご家族ともにこの時期、強い苦痛を感じ、心身の健康に影響を与えることがあります。

しかし、混乱したままではストレスの影響を長く受けてしまいます。まずは3つに分けて心を整理してみましょう。言葉に書き出してみると整理しやすくなります。

### ① 感情を整理する

患者さんやご家族の多くは、感情的な混乱を抱えています。その原因がなんなのかを整理して書き出してみます。

たとえば、「手術が怖い」「世間から見放されたと感じる」「あまりにも事務的な医師の言葉に傷ついた」などです。

漠然とした思いを文字にして読んでみると、なぜ心が乱れているのかわかってきます。不安や、苦痛に感じていることが具体的にわかると、人に相談する際にも役立ちます。

### ② 知識や情報を整理する

がんという病気そのものがわからない、自分の病状がよくわかっていない、そもそも身体の構造もよく知らないというように、基本的な知識が不足していると、何をどう考えればよいのかわかりません。

また、もっとよい病院や、よい治療法があるのではないか、というふうに情報が不足したり混乱したりして心が揺らいでいるときも決めにくいでしょう。

17ページの3つのポイントを元に、情報や知識を整理してみましょう。

### ③ 関係性の整理、支援体制を考える

親族や友人など、医師をはじめとする医療従事者、その他の支援してくれる人、また子どもや老親などこちらがサポートしてあげなければならない人など、周囲の人たちとの関係性をもう一度見直し、整理してみましょう。

患者さんをしっかりとサポートする支援体制を整えるために、誰にどんなことを頼めるか、相談できるか、支援してもらえるか整理してみましょう。名前と協力してほしいことを書き出してみるのもよいでしょう。

心が混乱する原因を知り、整理すると安心できます。

# がんについて知っておこう

## なぜがんになるのか

### 遺伝子のコピーミスが原因

がんは、別名「悪性腫瘍《しゅよう》」「悪性新生物」と呼ばれており、日本人の2人に1人は、一生のうちになんらかのがんにかかるといわれています。ですからがんは誰にとっても身近な病気といえます。

ここではがんについて基礎的なことをお話しします。

そもそも、なぜがんになるのでしょうか。

人間の体には、およそ60兆個の細胞がありま す。この一つひとつの細胞に、それぞれ46本の染色体がおさまっています。これらの染色体はグルグル巻きになっており、ほどいていくと二重らせん構造のDNAになり、その上に遺伝子情報が乗っています。

体内の細胞は日々新陳代謝を繰り返し、新しい細胞がつくられます。このとき、正確にコピーされればいいのですが、毎日数千億回もコピーされるので、ときにはミスが起こることがあります。これが遺伝子の突然変異で、がん細胞の始まりといえます。

実は、このようなコピーミスは珍しいことではなく、毎日５０００個も、がん細胞は発生しているといわれています。それでも私たちががんにならないのは、免疫細胞が攻撃してすぐに消去してくれるからです。

しかし、あまりにもコピーミスが多すぎたり、免疫力が低下していると、消去が追いつかず、がん細胞が残ってしまいます。これがとめどなく分裂を繰り返して、かたまりになるのです。

## がん細胞は無限に暴走する

正常な細胞なら必要があれば増殖し、必要がなくなれば増殖を止めますが、がん細胞はそういう抑制がききません。ひたすら暴走します。また、リンパ液や血流に乗って他の場所に移動して増殖することもあります。

１個のがん細胞の大きさは10ミクロン（１ミリの１００分の１）程度ですが、30回ほど細胞分裂を繰り返すと、直径約１センチまで成長します。ここまで大きくなるのにかかる時間は10～20年。このとき、がん細胞は10億個ぐらいに増えています。

この頃はまだ自覚症状に乏しく、また症状があったとしても、微熱や軽い痛み、不快感、下痢、便秘、咳など、ありふれた症状なので見逃しがちです。

しかし、直径１センチのがんは、症状ではわからなくても、検診では発見できる可能性が出てきます。１センチで見つけられれば、まだ早期の段階ですから、完治が望めます。

では次に、このがんが進行するとどうなるのか見ていきましょう。

# がんが進行するとどうなる？

## 加速度的にがんは大きくなる

がんの怖いところは、前述のように、1センチになるまではそれなりに長い年月がかかるのに、その後は急激に大きくなることです。

たった3回の分裂で、1センチのがんは2センチになります。この間、約1年半です。

さらに、4センチ、8センチと、数年単位で加速度的に大きくなっていきます。

がんの部位や種類によって定義は異なりますが、一般には直径2センチを超えたり、浸潤《しんじゅん》や転移が見られると進行がんと判定されます。

つまり、1～2年で、早期がんから進行がんへと移行してしまうのです。

ときおり、「進行がん」という別の種類のがんがあるのだと誤解している人をお見かけしますが、早期がんよりも進んでしまったがんは、すべて進行がんといわれます。

## 浸潤、転移、再発する

早期がんは局所にとどまっていますが、進行がんは周りの組織や臓器に広がり、食い込んでいきます。これを「浸潤」といいます。

また、がん細胞が周りにあるリンパ管や血管に入り込み、その流れに乗って最初に発生した場所を離れて他の臓器に移動し、増殖することもあります。これが「転移」です。

治ったように見えたのに、再び出現することもあります。これが「再発」で、手術で取り切れなかった微少ながんがしぶとく生き残って大きくなったり、抗がん剤治療や放射線治療でいったん縮小したがんが再び勢いを盛り返したのです。

## がんが進行すると自覚症状があらわれる

こうしてがんが進行すると、がんが生じた部位によって多少異なりますが、なんらかの症状が出てきます。自分で変化を感じることのできる症状を「自覚症状」といいます。

例えば、胃がんでは胃の痛みや不快感など、肺がんでは咳や胸痛など、乳がんではしこりやえくぼのようなひきつれなど。大腸がんでは下痢と便秘を繰り返したり、血便が出たりといった症状がよく聞かれます。

本書の最初で紹介した亀田さんも、がんと診断される前に、胃の不快感を感じています。それがまさに自覚症状だったのですが、亀田さんは、がんの症状だとは思わずに胃薬を飲んだりして済ませています。自覚症状でがんに気づくことは難しいのです。

また、がん細胞は旺盛に栄養分を吸い取り無限に増えていくので、正常な細胞は栄養不足になり壊れていきます。そのため、体の機能は低下し、衰弱してしまいます。

あまりにもがんが進行して、こうした状態になると、治癒は困難になります。

どんな病気もそうですが、特にがんでは早期発見・早期治療が大きく予後を左右します。

## がんの発生と進行のしくみ

### ① 正常な細胞

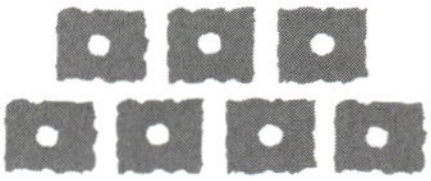

### ② がん細胞

コピーミスによって異常な細胞ができる

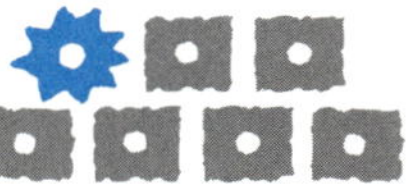

### ③ 増殖

がん細胞がどんどん増えてかたまりになる

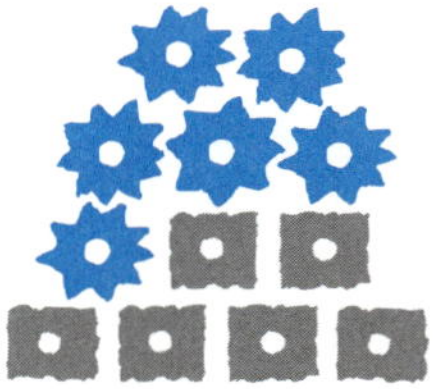

### ④ 浸潤・転移

がん細胞が周りの組織に広がる
がん細胞がリンパや血流に乗って、他の組織に移動して増殖する

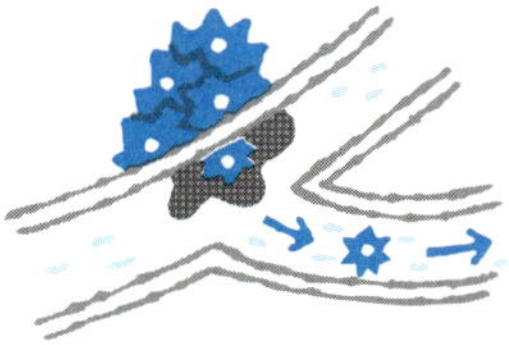

# がん患者の変化

## どんな変化が起こるのか知っておこう

「がんの疑いがある」といわれたときから、患者さんには、精神面にも身体面にも、さまざまな変化が見られるようになります。

ここでは多くの患者さんに見られる変化と、その原因についてお話しします。

ご家族も患者さんの変化を注意深く見守り、変化があればそれに応じて支え方を考える必要があります。

あらかじめ、どんな変化が患者さんの心や身体にあらわれるのか知っておくことで、落ちついて、また共感を持って対応できるでしょう。

## がん告知の衝撃は大きい

一般に、がんの疑いから告知までの間は、不安が強いながらも、多くの場合日常生活は維持可能です。

しかし、がん告知後は一気にストレスが高まり、患者さんの心は激しく揺れ動きます。

「がんかもしれない」という状態と、「がんである」という状態には大きな差があるのです。

患者さんは落ち込んだり、怒りっぽくなったり、変に強がるかと思えば一転して弱気になったり……。また普段と変わらないように見える人もいます。しかしそうであっても注意しなくてはいけません。

がん告知後1週間以内での自殺率は、1週間以上経過後の場合に比べて12・6倍という調査がありますが、この数字はいかにがん告知の衝撃が大きいかを物語っています。

また、がんの進行具合にもよりますが、身体面でも、さまざまな不調が出てきます。

がん告知後、1週間以内での心血管疾患による死亡率は5・6倍になります。がん告知の衝撃がかかわっていると考えられます。

また、告知直後に限らず、がんによる体力低下や痛みのため、ふだんのように動けなくなることもあります。心と体はリンクしていますから、体調が悪かったり、生活がなんらかの制限を受けると不安が増し、精神的にも不安定になる傾向があります。

## がん告知による心身への影響

| | 非がん患者 | | がん告知1週間以内 |
|---|---|---|---|
| 自殺率は12.6倍 | 1 | : | 12.6 |
| 心血管疾患による死亡率は5.6倍 | 1 | : | 5.6 |

＊『Danger al N Engl. J Med. 2012』より

### 心と体はリンクしている

# 精神状態・人格の変化

## 否認や怒りで自分を守る

がんの告知を受けたときのことをお聞きすると、あまりの衝撃に、「頭が真っ白になった」「何をいわれているのかわからなかった」「どうやって家に帰ったのか覚えていない」などという言葉が多く聞かれます。

「死刑の宣告を受けたような気がした」「がんだから、これでもう死ぬのだと考えた」という患者さんもいます。このように、いまだにがんは強く死を連想させる病気でもあります。

告知当初は診断を受け入れられず、「何かの間違いだ」「自分ががんになんかなるはずがない」と、強く否定する（否認）ことがあります。ご家族の目には、現実から逃避しているように映るかもしれませんが、これは一時的にでも危機から遠ざかりたいという、心の防衛反応です。がんのことを考えないようにして心を守っているのです。

また温厚だった患者さんがイライラして怒りっぽくなったり、暴言を吐く、暴れるなど、今までは考えられないような行動をとる（怒り）こともあります。

その根底にあるのは「どうして自分がこんな目に遭わなくてはならないのか」「私はなにも悪いことをしていないのに」という心情です。

これも自己防衛の一つです。そうして怒りを周囲にまき散らすことによって、死の恐怖を紛らわし、激しいストレスに対処しているのです。

また次に予約している受診日に、病院に行こうとしなかったり、「仕事が忙しいから治療ができない」などと言ったりする（逃避）こともあります。

人生は終わりだと思い込み、深い喪失感に襲われることもあります。

このような喪失感や焦燥感《しょうそうかん》、不安、怒り、悲しみなど、さまざまな感情が渦巻き、患者さんは精神的に不安定になりがちです。絶望したり、自暴自棄になることもあります。

こうした衝撃的な状況に直面してあらわれる心の動きを「防衛機制《ぼうえいきせい》」と呼ぶことがあります。防衛機制については182ページでも詳しく説明します。

いずれにしても、今抱えている不安な気持ちや不快な感情、体験を弱めたり避けたりすることで、心理的に安定した状態を保とうとしてあらわれる心の作用です。

## 苦しみのあらわし方は人それぞれ

また、まったく平静を装い弱さを見せないこともあります。ＩＴ関係の会社に勤める長谷川明さん（診断当初52歳）は肺がんと告知を受けました。妻の美智子さんとともに話を聞いていた明さんは、告知時も帰宅後も、いつもと同じように落ちついて過ごしていました。

そればかりか、落ち込む美智子さんに「大丈夫、心配ないよ」と声をかけるほどでした。そんな明さんを見て、美智子さんは「この人は強い人なんだ」と感心したといいます。

しかし、その後、数日が経ち、明さんはう

つ状態になってしまったのです。このようなケースもありますので、いつもと変わらないと思っても、慎重に見守ってください。

このほかにも、元気な人をうらやんだり、自分を責めたり、もっと早く受診すればよかったと後悔する人も少なくありません。程度の差こそあれ、このような心の動きは誰にでも見られることです。

## 家族はどう接すればよいのか

こんなとき身近にいる人はどう接したらよいのでしょう。励ましたり、元気づけたくなると思います。

こうした時期の患者さんに、ふだんとは異なる言動が見られるときは、患者さんが必死に不安や恐怖と闘っているのだと考え、できるだけそばにいて話を聞いてください。

「しっかりして」「ちゃんと現実を見て」などと叱咤激励せず、本人の話を肯定も否定もせずに聞くようにするとよいでしょう。

怒りをぶつけられても論理的に答える必要はないのです。反論せず、一度受け入れて、なにに怒りを感じるのか聞いてみてもよいでしょう。

時間がたつと徐々に心も落ちつき、受け入れられるようになっていきます。

告知後、否認や怒りを示さず、一見、普通に見える場合も、心のなかは決して穏やかではないはずです。注意深く様子を見ながら、そっとそばに寄り添うようにしてください。

## うつ病や適応障害を発症することも

たいていは、告知後2週間ほど経つとしだ

いに落ちつきを取り戻し、現実を受け入れられるようになってきます。しかし、心の回復の度合いには個人差があり、2~4割ぐらいの患者さんは、前述の長谷川さんのように、うつ状態になったり、適応障害を発症し、精神科の受診が必要になることがあります。

うつ病では、気分の落ち込みがいつまでも続き、周りへの関心が薄れ、つらくて死にたくなるほどの悲しみや絶望感に襲われます。闘病意欲も低下してしまいます。不眠の症状もよくみられます。

適応障害でも不安や抑うつが非常に強くなり、日常生活に支障が出てきます。

早期乳がんの告知を受けた吉田さん（56歳仮名）は、手術や病気への強い不安から動悸が止まらず、必要ながん治療を拒否するまでになり、家族の勧めで精神腫瘍科を受診されました。

不安感やうつにより治療意欲が下がることがあります。ですから患者さんが「治療を止めたい」と訴えても、鵜呑みにはできません。がん治療と同時に、精神面のケアも必要なのです。

私は吉田さんの訴えに耳を傾け、どこがつらいかを聞き、不安が強い状態であることを本人にも確認してもらい、少量の抗不安薬を処方しながら治療を続けました。

がんや日常生活、将来のことなどを話し合ったりするうちに、徐々に不安感がおさまり、治療に向き合えるようになったのです。

患者さんの落ち込みが激しいときや不安が強いとき、「死にたい」などと口にしたときは、主治医や担当看護師に相談しましょう。

# 機能の変化

## 体力が落ち不具合が出てくる

がんは身体にも大きな影響を及ぼします。

まず、がん細胞の増殖によって、正常な組織が壊されるため、体の機能が落ちます。

また、外科手術によって臓器の一部、または全部を失った場合はその影響もあらわれます。

例えば、胃を切除した場合は、食べた物を貯めておく場所がなくなるので、食べた物が、どっと小腸に流れ込むようになります。このため、「ダンピング症候群」といって、発汗や動《どう》悸《き》、めまい、倦怠感などの症状が起こることがあります。

大腸がんの手術後も、排便のための機能が落ち、下痢や便秘を起こしたりすることがあります。

体が回復するにつれ、臓器の機能も安定してきますが、手術後は体力的に負担の大きいことはできない時期だと考えましょう。

さらに、がんは、しばしば痛みを引き起こします。がんが周りの臓器や神経を圧迫して痛むがん性疼痛や、術後の傷の痛みなどです。痛みは気力を萎えさせ、食欲不振や不眠を招きます。

これらのことが相まって、以前と同じようには活動できなくなります。活動量が落ちることにより筋力も衰えがちです。

身体機能の低下は、大きなストレスとなり精神的にも影響を受けることがあります。

## せん妄《もう》が起こることも

家族が驚かされることが多いのが、せん妄です。せん妄とは、脳の機能が低下して意識が混乱している状態です。幻覚を見たり、つじつまの合わないことをいったり、興奮して大声を出したり、暴れることもあります。

もっとも多い原因は薬剤によるものです。そのほか、がんが脳に転移して脳を圧迫しているときや臓器の機能が低下したとき、脱水状態になったときなどに起こりがちです。

認知症と似ていますが、認知症は徐々に認知機能や記憶力が落ちていくのが普通で、急激には起こりません。

一方、せん妄は急にあらわれます。急にあらわれ、急に収まることがあります。一日の中で症状の変化が大きいことが特徴です。適切な治療を行えば、通常は2週間程度で消失します。ただし、がんが進行しているときは、回復しないこともあります。

患者さんにせん妄が見られた場合は、落ちついて対応し、興奮させないようにします。無理に行動をやめさせようとしたり、話していることを否定しないようにします。ベッドから落ちたり、転倒してけがをしないように工夫します。

せん妄は、脳の異常のサインであることもありますので、必ず医師に状況を伝えます。病状によっては、緊急性がある場合もあります。暴れるなど、家族では対応ができない場合も、安全を最大限に保つ工夫をし、医師に相談しましょう。

# 容姿・相貌の変化

## 体重が減る

がんが進行すると、大半の患者さんは体重が減ります。

消化機能や身体機能が落ちて食事をとりにくいこと、精神的ショックや痛み、抗がん剤治療や放射線治療の副作用などが原因で、食欲が低下します。食べられない状況を医師に伝え、点滴など替わりの栄養補給を行いましょう。

また、がん細胞から大量に分泌される、炎症性サイトカインによってやせることもあります(がん性悪液質《せいあくえきしつ》)。

サイトカインは細胞間の情報伝達を担うたんぱく質で、炎症性サイトカインには全身に炎症を引き起こす作用があります。このため、代謝異常や免疫異常などが起こり、通常以上のエネルギーが必要になります。これを補うために体の脂肪や筋肉を分解し、またたんぱく質の産生も減ります。

この場合は、十分食事をとっていてもやせてしまいます。筋力も低下し患者さんは倦怠感や疲れやすさなどを訴えるようになります。

がん患者さんの体重が落ちて、やせてくると身近にいる人は心配だと思いますが、無理に食べさせようとしたり、体重を気にしたりせずに、慎重に体力の回復を待つようにしましょう。がんで食欲のない人にも食べやすい食事の工夫を143ページで紹介します。

## むくみ、皮膚の症状、脱毛

抗がん剤の副作用で、足や顔がむくんだり、湿疹ができたり、爪がはがれることもあります。それぞれケアが必要ですので医師に伝えます。

脱毛もよく起こります。抗がん剤の副作用では頭髪だけではなく、まゆ毛やまつ毛、全身の毛が抜けます。放射線治療では照射した部位に脱毛が起こります。

抜けるときは、急にごっそりと抜けることが多く、抜けた毛を目にすると本人も周囲の人も驚きます。髪をあらかじめ短くしたり、帽子などを使用して髪が床に落ちたり、枕についたりしないように工夫している人が多いです。

多くの場合、頭髪などの毛は治療が終わればいずれ生えてきます。

大腸がんや膀胱《ぼうこう》がんでは、ストーマ（人工肛門・人工膀胱）が設置されることによる容姿の変化もあります。

手術後にリンパ浮腫《ふしゅ》を起こすこともあります。リンパ節郭清（転移を防ぐためにリンパ節を切除すること）を行うと、腕や脚がむくむことがあるのです。

容姿や相貌《そうぼう》の変化は、はっきり目に見えるだけに、患者さんは非常につらい思いをされます。身近にいる人も日々目にすることになるので心配だと思いますが、深刻にとらえ過ぎず、そっと寄り添いましょう。

医療技術の進歩によって、乳房再建術やストーマの製品開発も進んでいます。がん治療は生命の存続だけではなく、ＱＯＬの向上の面でも研究が進んでいます。

# がん患者の苦痛

## 患者さんの全人的な苦しみを理解する

### 告知後の心の動き

がん患者さんが経験する苦痛は、前述の通り身体的なものだけではありません。

がんを告知されたとき、患者さんはほぼ共通の心のプロセスをたどるといわれています。どのようなプロセスなのか、ご家族の方が知っておくと、気持ちを理解しやすくなるでしょう。

**①衝撃・否定・絶望の時期**

告知後、一般には患者さんの心は「衝撃→否定→絶望→怒り」とシフトしていくといわれています。これを「衝撃の時期」といい、１週間ぐらい続きます。

告知を受けると、当然のことながら、非常に大きな衝撃を受けます。そして診断結果を認めず、「自分が、がんなんかになるはずがない。何かの間違いに決まっている」と自分にいい聞かせて、強く否定することもあります。

このとき、患者さんはまったく感情がない「失感情《しつかんじょう》」の状態、あるいは非現実的な心理状態にあります。こうして少しでも命の危機というストレスを意識しないで済むようにして、自分の心を守っていると考えられます。

また、「治療なんかしてもどうせダメだ」「自分の人生はもう終わった」などという絶望感にさいなまれることもあります。さらに、「なぜ自分がこんな目に遭わなければいけないんだ」といった怒りが噴出することもあります。この怒りの感情がご家族に向けられることもまれではありません。反論したり説得しようとせず、ただそばにいて、冷静に話を聞くようにしてください。

これらの反応は、ほとんどの人に見られる通常の反応です。特に告知後2～3日は混乱が大きく、冷静に判断するのは難しくなります。病状的に可能であれば、治療の選択などはこの時期を過ぎてからにしたほうがよいでしょう。

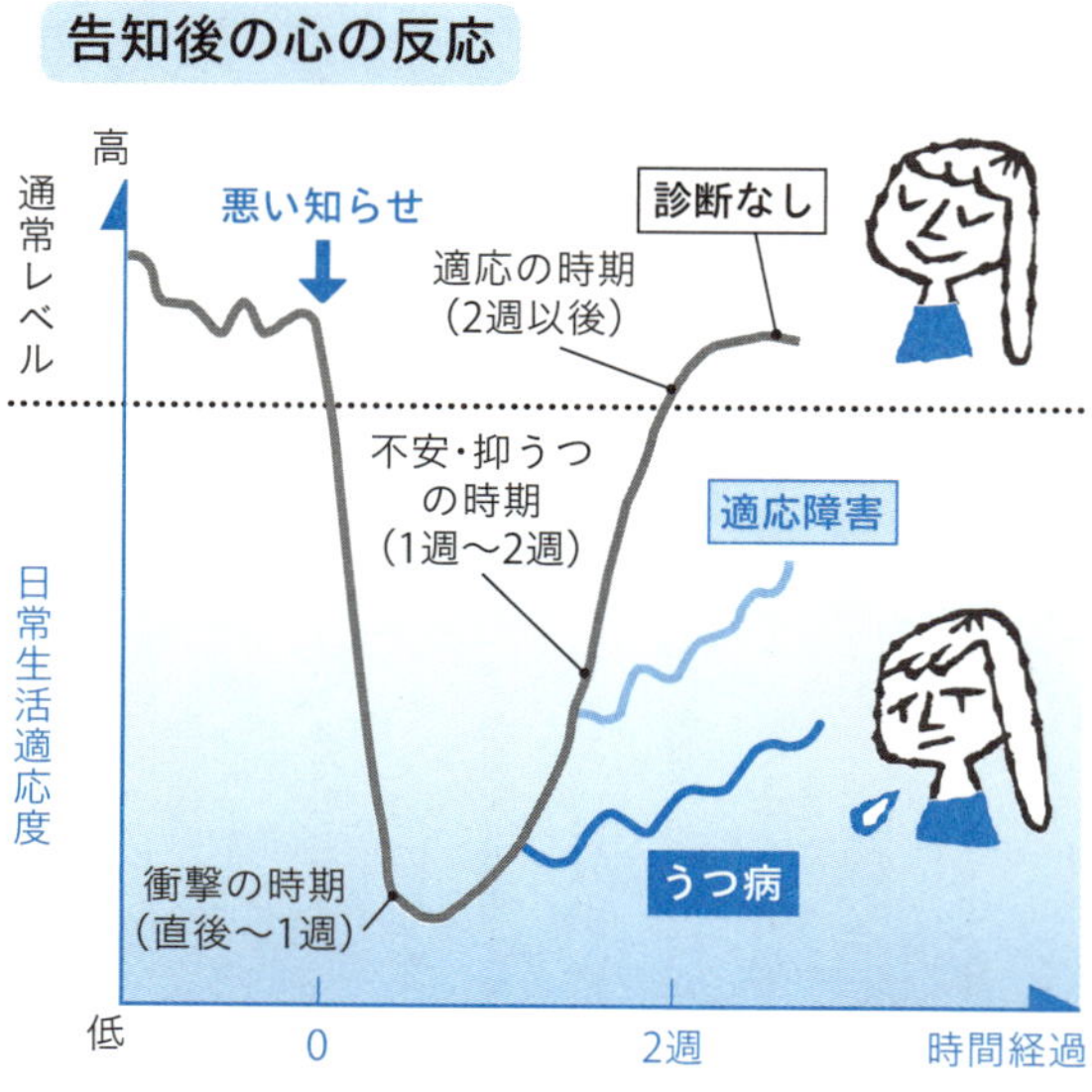

＊『Massie&Holland,1989;Horowitz,1973』より

## ②抑うつ・心身の異変に気づき始める時期

衝撃期の次に来るのが、第2段階の一時的変調といわれる時期です。

無感覚だった心が少しずつ回復し、現実が認識できるようになると物事に集中できない、食欲がない、眠れないなどの心身の異変に気づき始めます。

不安や悲しみに襲われ、不安のあまり呼吸困難を起こすこともあります。怒りがおさまらなかったり、「自分一人取り残された」という強い疎外感や孤立感を抱くこともあります。

この時期も1週間程度続きます。

## ③再適応・立ち直りの時期

こうして告知から2週間が過ぎる頃、徐々に心が落ちつき始め、ふだんの自分を取り戻せるようになります。がんという病気を受け入れ、がんに立ち向かっていこうという気持に切り替わるのです。この段階になれば、がんについて情報を集めたり、他人の話を積極的に聞こうとするなど、「適応的」行動を起こせるようになってきます。ここに至って、ほとんどの患者さんはがんと向き合う心の準備が整い、再び自分の意思で歩み始めるのです。

以上が、告知を受けて立ち直るまでの患者さんの心の動きのモデルケースです。

このような反応は、再発の疑いが出たときや転移が認められたとき、終末期になったときなどにも見られます。人間が生きていくうえで必要な心のプロセスといえます。個人差があり、波が大きい人もいれば小さい人もいます。

ただし、いつまでも立ち直れないときは、うつ病や適応障害が疑われますので、心のケアが必要です。主治医に相談し、精神科、心療内科、精神腫瘍科などメンタルケアの専門家の受診を勧めてください。

## がんに伴う全人的《ぜんじんてき》な痛み（トータルペイン）

がん患者さんの感じる苦痛には、次のような4つの側面があるといわれています。これを医療従事者は全人的な痛み（トータルペイン）と呼んでいます。「全人的」とは人を部分だけでなく全体として捉えようとする姿勢や視点のことをいいます。

身体的な痛みはもちろん、そのほかの痛みにも目を向ける必要があります。

### ①身体的な痛み

がん性疼痛《せいとうつう》は多くのがん患者にみられます。進行がんに限らず、早期がんでも痛みを訴える人はいます。痛みを抑える薬物治療などを行います。

このほか、体力の低下や床ずれなどがんに関連して生じるケース、骨関節炎や変形性腰椎症などがん以外の疾患を併発して生じるケースなどがあります。

### ②精神的な痛み

身体の痛みより心の痛みのほうが苦しく耐え難い、と訴える人は多いものです。「抗がん剤治療の副作用のつらさはいずれ終わると思えるけれど、うつの苦しみは永遠に続くような気がするんです」と、話す患者さんもいました。

治療中のがん患者さんのうち、32％が適応障害を、6％がうつ病を発症すると報告されています。これらは治療意欲にも影響します。

前にも述べましたが、告知直後の自殺率や、心筋梗塞《しんきんこうそく》の発症も高くなることもわかっています。がん告知の衝撃がいかに大きいかを物語っています。

### ③ 社会的な痛み

会社を辞めざるを得なくなったり、経済的な問題が重くのしかかることもあります。また、家族や友達との人間関係の変化により、患者さんが苦痛を感じることもあります。

### ④ スピリチュアル（霊的）な痛み

人間の根元的な痛みです。終末期になると、「私の人生はなんだったのか」「こんな状態になって生きている意味があるのか」などと苦悩することがあります。「これ以上家族に迷惑をかけるぐらいなら、早く死んでしまいたい」という患者さんもいます。

死に対する恐怖も患者さんを苦しめます。

がん患者さんの苦痛は体の痛み以外にもあることを知っておいてください。

**精神的苦痛**
不安　いら立ち
うつ状態
孤独感　恐れ など

**身体的苦痛**
体の痛み　倦怠感　不眠
生活動作での痛み
（動けない・歩けない）など

**全人的苦痛**
**（トータルペイン）**
●患者さんの苦痛をトータルペインとしてとらえることが大切

**スピリチュアルな苦痛**
人生の意味への問い
自責の念　苦しみの意味
死への恐怖 など

**社会的苦痛**
経済面の影響
仕事面での影響（休職･退職）
家族関係の変化
知人・友人関係の変化 など

# がん患者の家族の変化

## 負担の増加

### 家族にとっても大きな試練

家族の誰かががんにかかると、家族にも変化が起こります。家族全体にさまざまな負担が重くのしかかってきます。このため、がんは「家族の病」ともいわれています。

まず目立つのは、精神的な負担の増大です。がんの告知を受けると患者さん本人も大きなショックを受けますが、ご家族も同様です。

そして患者さんとともに医師の説明を聞き、命に関わる重要な意思決定に参加しなければなりません。局面が変わるごとに、それが繰り返されます。何が正しいのか確信を持って選択できるという人は稀でしょう。これだけでも、非常に大きな負担となります。

患者さんが落ち込んでいたり、痛みに苦しんでいるのを見ると、ご家族も胸が張り裂けそうになり、ストレスがたまります。

「もっと早く自分が気づいていれば」と自分を責めるケースや、「家族を失うのではないか」という恐怖にさいなまれるケースもあります。

さらに、患者の身の回りの世話をし、入院

したら見舞いに行き、洗濯物を交換し、見舞客や親族の対応をし、というように、日常的にしなければならない作業が増え、非常に忙しくなります。心身ともに疲れ果て、抑うつや強い不安を引き起こすこともまれではありません。

また、経済的、社会的な変化が負担となることもあります。

一般には、がんに限らず看病、介護が必要な患者さんが家族にいる場合では、約２割が仕事を辞めたり、人生の方向転換を余儀なくされるといわれています。

また、一家の大黒柱が倒れた場合は、経済的に大きな影響があります。約３割の家庭では主な収入源を失う、という報告もあります。治療費を捻出するために、貯蓄を切り崩すご家族も少なくありません。

患者さんにとってもご家族にとっても、がんとの闘いは、負担が大きいのです。

**増大する家族の負担**

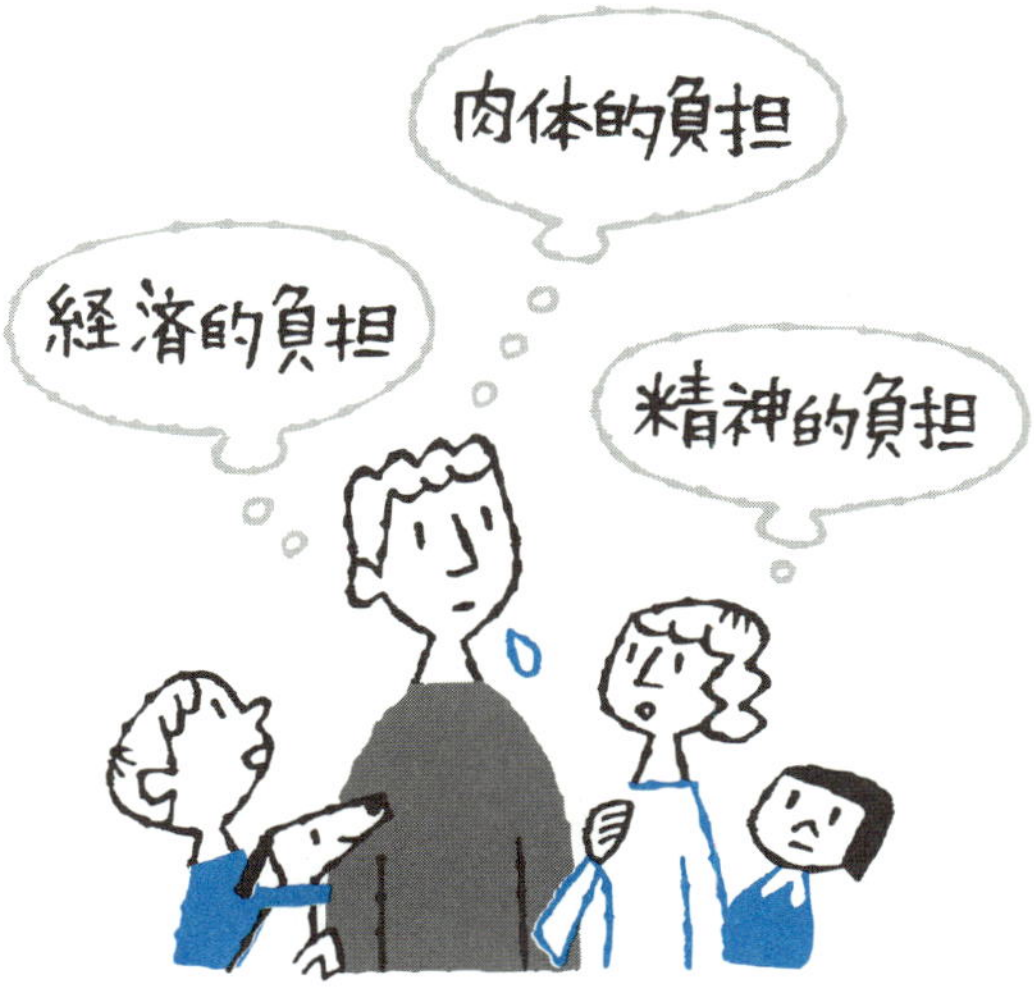

# 家族関係の変化

## 役割分担が変わる

たとえば、家事や育児を一手に引き受けていた主婦ががんになり、入院が必要になったりすると、他の人が代わって家事を行うことになります。退院しても、以前と同様に家事や育児を行うことは負担が大きすぎるでしょう。

外で働いていた人が病気になった場合は、家族が会社関係者との連絡ややりとりを担うこともあります。自営業の場合などでは、代わりを務めるケースもあるでしょう。

生活費や治療費を確保するため、ほかの家族が仕事を始めたり、増やしたりするケースもあります。

実際の労働だけではなく、精神的な役割もあります。ご家庭によりさまざまです。

家族にはそれぞれ担っている役割がありますから、家族の誰かががんとなり、それを果たせなくなると他の誰かが補うことになります。

これまで経験がないことをいきなり、いつまでかもわからないまま務めなくてはいけないのですから、相当の負担になります。

がん治療は長期戦です。108ページで、支援体制について紹介しています。参考にしてください。

# 生活の変化

## 生活リズムが変わる

家族ががんにかかると、生活のパターンやスタイルも変わるものです。

通院や入院、その手伝いなどで誰かが不在になりがちで、家族がそろわないことが増えていきます。

患者さんに食事の制限がある場合では、家族全体の食事の内容が変わることもよくあります。

患者さんの運動機能が落ちている場合は生活の介助、手伝いも必要になります。家のリフォームや、家具の配置変え、部屋の変更が必要になることもあります。

このように家族ががんになると、多かれ少なかれ生活が変わってきます。

従来からよく団らんの時間を持っていた、家族そろって行動することが多かったというご家庭はもちろんそうした時間が減ることが寂しく感じられることでしょう。

そうではなかったというご家庭でも、なんとなく寂しく感じたり、以前の生活が恋しく感じられるものです。

夫婦２人住まいの阿部さんの家では、夫の康平さんが大腸がんの手術のため２週間入院した際、妻の聡子さんは、がらんとした家に１人だけ取り残されたような気持ちになったと語っています。

「夫が入院しているとき、昼間は夫の見舞いや診察の付き添いなどをして忙しく過ごし、夜になってひとりで帰宅したときに、とてつもない寂しさを感じました。夜寝ようとすると、いつもはうるさいと思っていたいびきが聞こえず、かえって目が冴えてしまい、余計な考えや不安が心に浮かんできて眠れませんでした。」

こうしたことで、心の疲労を感じるご家族も少なくありません。

以前とまったく同じ生活を取り戻そうとすると、かえって変化が苦痛に感じられますので、新たな家族の在り方や、時間の過ごし方を工夫してみてはいかがでしょうか。

また、変化に戸惑うのは大人だけではありません。子どもは子どもなりに、ご家庭の変化を強く感じています。

両親が忙しくなることで、子どもたちが寂しい思いをすることもあるでしょう。

冒頭の亀田さんのケースでは、お子さんたちに病気のことを積極的に知らせていませんでしたが、子どもたちなりに状況を理解して、葛藤し、成長した様子を見せ、亀田さんを驚かせています。

子どもたちを蚊帳《かや》の外にせず、年齢相応に理解できる方法で病気のことを話すようにしましょう。家事の手伝いや、患者さんの話し相手などなにかできることを頼むことで、「家族でがんばるんだ」という思いを持たせることができます。

子どもへの病気の伝え方については、126ページでまた詳しく説明します。

## 共倒れに注意

看病という新たな仕事が増えることによっても、生活が激変します。

なかには会社を辞め、趣味も止め、自分を犠牲にして尽くされるご家族もいます。

自動車メーカーに勤める斉藤祐介さんは、妻の典子さん（診断当時50歳）が子宮頸がんを患って入院したため、早期退職して看病にあたりました。毎日病室に足を運び、常に笑顔を絶やさず、かいがいしく看病しておられました。

退院されるときに、祐介さんに「あまり無理なさらないように。意識して休養をとるようにしてくださいね」と申し上げたのですが、やはり慣れない家事や看病で心身をすり減らしたのでしょう。数ヵ月後、心筋梗塞を起こして倒れてしまったのです。

幸いにも大事には至らず、２週間ほどの入院ですみました。その間、典子さんは抗がん剤治療を受けながら祐介さんの看病をされたのです。

このように、日々気を張り詰めて看病していると、知らず知らずのうちにストレスがたまっていきます。あまりにもがんばりすぎてご家族が倒れると、患者さんの療養にも影響してしまいます。

ご家族が休養をとったり趣味を継続するのは、自分のためであると同時に、患者さんのためでもあります。自分が休んでいいのか、自分だけ好きなことをしていいのかなどと、罪悪感を持つ必要はありません。ご家族が心身ともに健康であることが、患者さんの心の安定につながり、ひいては闘病意欲を高めるのですから。

# 病気について話し合おう

## ざっくばらんに話せる環境をつくる

### 患者さんの意向を尊重できる

がん患者さんに気を遣うあまり、腫《は》れものに触るように接したり、がんのことに触れないようにしているご家庭があります。

しかし、それでは患者さんは孤立感を深めてしまいます。遠慮や気遣いが生じ、言いたいことも言えなくなってしまうかもしれません。

家族も患者さんの役に立ちたいのに、患者さんが本当に希望していることがわからないのではは困ってしまうでしょう。

家族全体でがんについてざっくばらんに話し合ったほうが、本人もご家族も心が楽になるでしょう。

ただし、患者さんの気持ちや希望を知りたいからといって、「どう思っているの？　どうしたいの？」と問いただすのは、よい方法とはいえません。正面切って聞かれると、意外と答えにくいものです。

何気ない言葉のやりとりにこそ、本音がひそんでいることが多いものです。ふだんと変わらない、そういう会話を患者さんも望んでいるのです。あまり気を遣いすぎず、自然な態度で接するようにしてください。ご家族の笑顔やユーモアが患者さんの心をやわらげ、本音を引き出すこともあります。

ざっくばらんに話し合える雰囲気をつくり、意識して会話を増やしましょう。会話を交えながら、考えを明らかにしていくといいかもしれません。一緒に散歩しながら話し合うのを日課にした、という方もいます。

こうして密にコミュニケーションをとっていると、気持ちのすれ違いを防げますし、患者さんの希望に沿った援助ができるでしょう。また、患者さんの心身に異変が起きたときも、患者さんの本音を知っていれば自信を持って対応ができます。ご家族と患者さんの意見が一致していると、医師も治療を進めやすくなります。

## 第三者を交えての話し合いも重要

周囲とのコミュニケーションがうまくとれているときは、患者さんの不安や抑うつが軽くなり、信頼感が高まるという研究報告があります。

ご家族との会話は患者さんの心を癒し、治療効果を上げるのに大いに役立つのです。しかし、いくらざっくばらんといっても、いつもより患者さんは繊細になっていると考えましょう。普段なら笑い飛ばせるような冗談が通じなかったり、ネガティブな話や死を連想させるような話で傷ついてしまう恐れがあります。労《いたわ》る気持ちを伝えるようにしましょう。

治療に関して患者さんと意見が合わないときは、反論しないで、よく聞くようにしましょう。そのうえで自分の意見との相違点を書き出してみましょう。そうすると、何が問題なのか見えてきて冷静に話し合えます。

患者さんや家族の知識量に応じて、客観的な意見を聞くために、第三者を交えて話し合う機会を持つことも有効です。親戚でも信頼できる友人でもかまいません。

このとき注意してほしいのは、医療従事者などがん治療について正しい知識を持っている人以外の意見はあくまでも参考に留めてほしいということです。

冒頭の亀田さんの例のように、伯母さんが病院の治療を否定するような意見を言ってきたり、義姉さんのように個人の経験が他のケースでも通用すると考えて、それが常識であるかのように話している場合があります。かえって混乱してしまったり、医学的ではない結論に達してしまうことがあります。

助言をくれる人は善意でそうしている場合が多いので、「参考になった、ありがとう。他の人の意見も聞いてみる」と伝えることで、役に立ったと満足してもらえるでしょう。

また、亀田さんのケースでは妻の理恵さんが間で板挟みになってしまいましたが、がん医療に詳しい人と一緒に話を聞くことでそうしたことを避けることもできます。

近くにがんについて相談できる人がいなければ、医療機関などの相談窓口を利用することもできます。

がん治療についてさまざまなことを決定していくのは難しく、労力のいることですが、できるだけ家族で情報を共有し、よく話し合って方向性を決めていくようにしてください。

# 聞いて共感するだけで苦痛は減らせる

## 共感だけで心は癒される

ご家族は、なんとか患者さんの気持ちを楽にしてあげたいと思うあまりに、必要以上にしゃべってしまうことがよくあります。逆に、どんな言葉をかければいいのかわからなくて、患者さんを遠ざけてしまうこともあります。

かくいう私も、30年間精神腫瘍医として患者さんに接してきて、やっと最近、黙って耳を傾けることの大切さがわかってきました。こんな単純なことに、今まで気づかなかったのですね。

患者さんは私の話を聞きたいのではなく、自分の気持ちを聞いてほしかったのです。共感を示しながら、黙って話を聞くだけで、患者さんの心は癒されます。

患者さんが落ち込んだり、泣いていたりしたら、そっと肩を抱いたり、背中をさするのもよい方法です。一緒にいることによって、落ちつきを取り戻すこともあります。

「いつもそばにいるよ」という姿勢を繰り返し示してください。

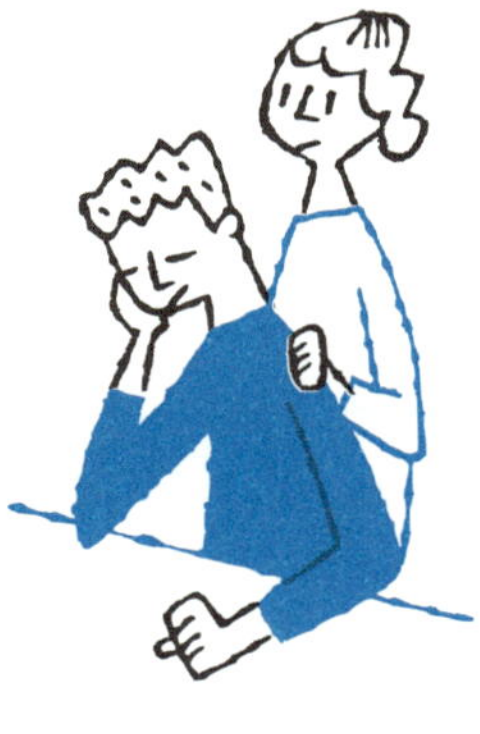

大腸がんの患者さんである山口良夫さん（診断当時62歳）は、自分の病気を悲観して、妻の恭子さんに、「おれはおまえに迷惑をかけてまで生きたくないんだ」と訴えたそうです。

そのとき恭子さんは「そう、つらいね。わかった。でも、私はあなたが生きてさえいてくれればうれしいの。ちっとも迷惑なんかじゃないよ。一緒に乗り越えようね」と、良夫さんの肩を抱いて言いました。そして、「退院したら、子どもたちと、昔行ったあのコテージに遊びに行かない？」と話しました。

この恭子さんの共感する姿勢と、何気ない会話の中で出てきた「コテージ」という具体的な目標により、良夫さんの治療意欲が復活しました。無事退院し、6年経った今も元気に仕事をされています。

**患者さんの話を聞くときの注意点**

- 否定しないで共感を示す
- しゃべりすぎない
- 誠実な態度で話に耳を傾ける
- タイミングよく相槌を打ちながら聞く
- 患者さんと視線をしっかり合わせる
- 話のペースや声の大きささを患者さんに合わせる
- 自分の意見や感覚を押しつけない
- 安易に励ましたりアドバイスしたりしない
- 患者さんが黙りこんだときは、無理に話す必要はない

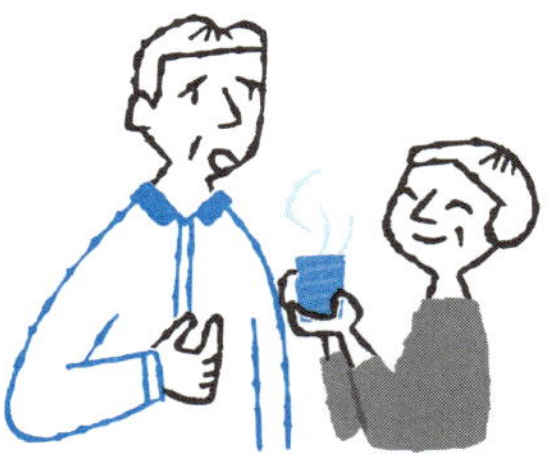

# 第2章

# がん治療について知る

# 支えるための知識

## 知ることは支援のための第一歩

### 正しい情報を見極める

ご家族ががんといわれたとき、ほとんどの方はがんについて十分な知識を持っていません。主治医からも詳しい説明がありますが、多くの方は、さらに「がんについて情報を集めよう！」と思われることでしょう。

主な情報源として、書籍・雑誌、インターネット、知人・友人、がんカウンセリング、病院内の病気を解説するパンフレットなどが多く利用されているようです。しかし、一生懸命情報収集をするあまりに、誤った情報に振り回されたり、多すぎる情報に疲れてしまったりしている人がいます。

とくに患者さんご自身は動揺が激しく、さまざまな情報に一喜一憂させられたり、惑わされたりしてしまうことがありますので、ご家族ができるだけ冷静を保ち、どんな情報に接しているのか共有しつつ、十分に内容を吟味しましょう。

知識を得ることより正しい情報を選ぶことのほうが難しいのです。

## なんの情報を得たいのか

情報を集める際に、まず何について調べたいのか、書き出してみましょう。

告知直後、検査前、手術前、抗がん剤や放射線治療前、術後、退院後と、それぞれの段階で知りたいことは異なるはずです。書き出すことによって、今自分たちが欲しい情報は何かを探しやすくなるでしょう。情報の海に飛び込んでいく前に、今なにを知りたいのか見失わないようにしましょう。

民間のがんカウンセリングを受けた方たちの相談内容をみると、

「自分に合った治療法を選びたい」

「どんな症状や治療の副作用、後遺症が出るのか知りたい」

「診断や告知の内容をよく理解したい」

「医師や病院の情報を得たい」

など、多くの方が、自分の病気や治療法についての正しい知識を求めていることがわかります。

**主な相談内容**（複数回答）

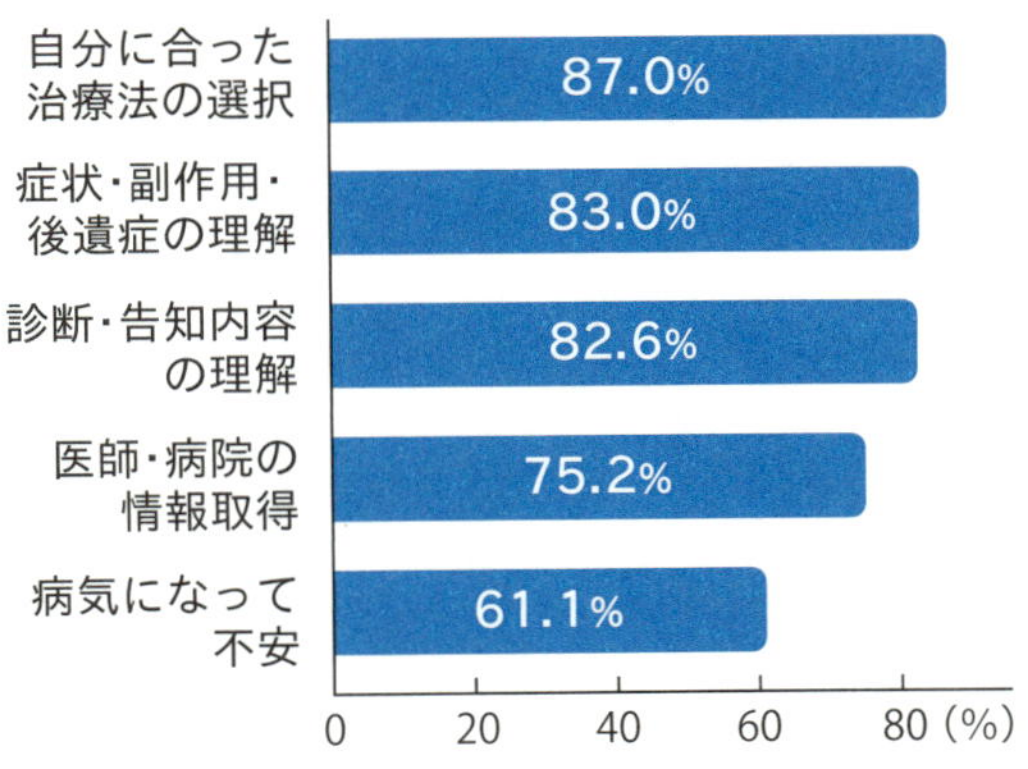


N=2339（「訪問面談サービス」利用件数）
＊『プレミアサポート　2008-2014年版』より

みんな、こんなことを知りたい

## 情報収集の方法

### ●書籍・雑誌

情報が編集され、整理されているので、効率よく情報を得ることができます。

がん治療は日々進歩しているので、なるべく発刊が新しいもので、確かな情報を得るためにもがんを専門で診ている医師が執筆したか、監修したものがよいでしょう。

注意したいのは、「絶対に治る」といったり、自分の説以外の意見をすべて排除しようとしたり、極端に標準治療（131ページ）から離れたものです。こうしたものは慎重に距離をおきましょう。

### ●インターネット

情報収集には欠かせないツールです。医療用語や病院の所在地、診療時間をぱっと調べるにも便利です。しかし、インターネットでの情報収集は誰が発信した情報かを調べることが重要です。誤っていたり、紛らわしかったり、記事自体が宣伝であることも多いのです。

公的な研究機関や医療機関が運営しているサイトや、専門家の署名が入っているサイトは比較的信頼性が高いといえます。たとえば、「国立がん研究センターがん対策情報センター」のホームページなどは、がん患者さんやそのご家族に向けて、がんの基本的な知識をはじめ、治療法、心の持ち方、家族の心構え、全国のがん診療連携拠点病院やがん相談支援センターの情報などが掲載されています。

ご自身が通われている病院のホームページなども見てみるとよいでしょう。

## 友人・知人からの情報提供

インターネット同様、その方の思い込みや、誤り、必ずしも正しくないことがあります。また情報が、個人的な意見や体験に過ぎない場合は、参考程度に聞くとよいでしょう。

私の患者さんの木村葵さん（診断当時45歳）は乳がんを部分切除し、引き続き放射線治療を受けることになっていました。なのに、突然「放射線は危ないらしい。体に害があると聞いたからやめる」と言い出したのです。

「誰に聞いたのですか?」と私がお尋ねすると「友達に」と答えます。

「そのお友達は、誰に聞いたのでしょうか? それに、そのお友達は責任を持って最後まであなたの面倒を見てくれるのですか?」

葵さんは私の言葉に耳を傾けてくれて、放射線治療を受け、今は元気にしています。

このように、善意からのアドバイスが治療の妨げになってしまうこともあるのです。

## がんカウンセリング

全国各地にがん診療連携拠点病院が設けられています。これは、質の高いがん医療を提供するために厚生労働省の指定を受けた病院です。

これらの病院の多くはがん相談支援センターを備えています。名称は医療施設によって異なりますが、それぞれがんに関わる情報を提供したり、相談を受け付けています。その病院にかかっていなくても、誰でも利用できます。

また、民間のカウンセリングサービスもあります。専門医や研究機関などの、しっかりした後ろ盾があるかどうか確認のうえ、利用するようにしてください。

## がんの診断が出るまで

### がん発見のきっかけ

#### 自覚症状か健診で気づく

がんが進行したⅣ期の患者さんへの調査では、がん発見のきっかけは「自覚症状」が約半数を占めています。

一方、もっとも初期の0期の患者さんでは8割近く、Ⅰ～Ⅱ期では約半数が、「健康診断」や「がん検診」となっています。

初期には症状の少ないがんを早期に発見するためには、健康診断やがん検診を受ける必要があることがわかります。

**病気発見のきっかけ**

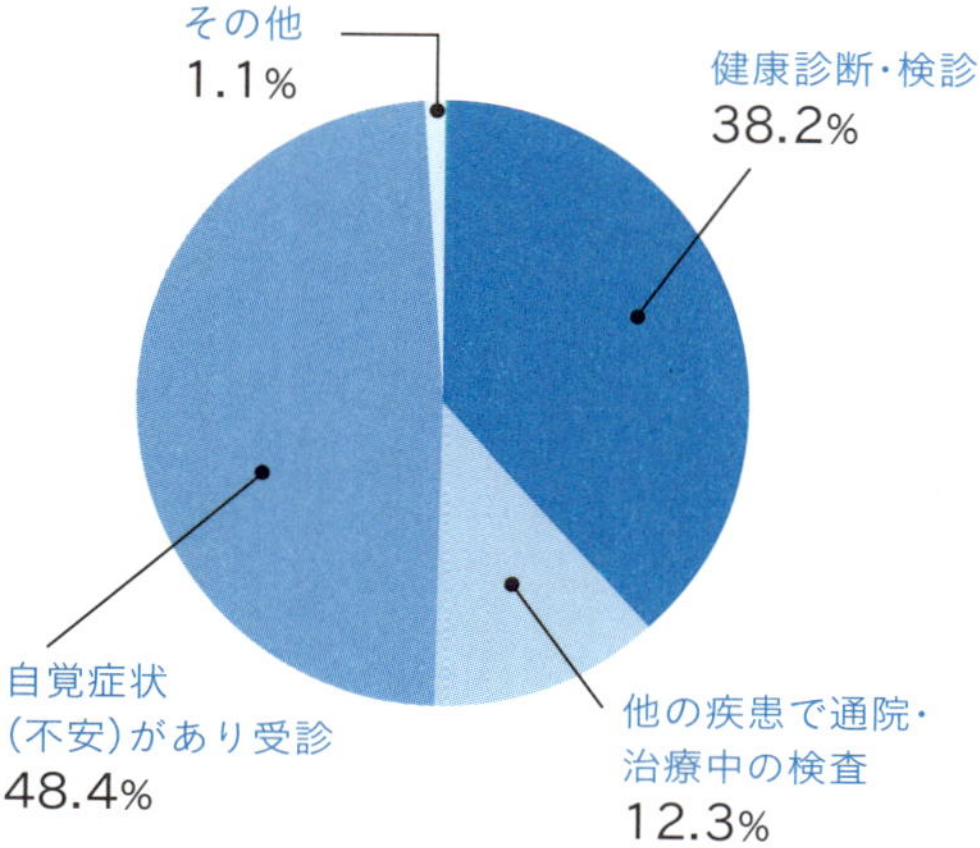


N=610(全利用件数)
＊『プレミアサポート　2008-2010』より

## ありふれた症状だからわかりにくい

乳がんのようにしこりやひきつれといった、がんに特徴的な症状がある場合以外は、多くのがんの症状は、なんとなく胃の調子が悪い、下痢気味だ、咳が続いている、といったありふれた症状を示します。

そのため、本人もがんのサインだとは思わないことがほとんどです。異常の原因に心当たりがなく、それが不自然に続くようでしたらがんを疑ってみる必要があるでしょう。

また、せっかく症状に気づいて医療機関を受診しても、がんを見過ごされてしまうことがあります。

私が知っている例だけでも、胃炎と診断され薬を飲んでいたがいっこうに改善しないので、半年後に胃カメラを飲んだら悪性リンパ腫だった方、腸炎や便秘と思われて抗生物質や便秘薬を飲んでいたが実は大腸がんで、腸閉塞を起こしてようやくがんが見つかったという方、など枚挙にいとまがありません。

がんの種類や、発生した部位によっては専門医でも気づきにくいことがあります。

検査技術は発達し、昔より精度の高い検査が行われ、がんはより早期に発見されるようになってきました。しかし、それでもまだがんを発見することは難しいのです。

## 確定診断が出るまでの流れ

冒頭の亀田さんのように、がんが疑われてもすぐには「がんです」と、診断されません。

健診の結果、がんの可能性があると考えら

れる場合には、本当にがんかどうかを調べるために精密検査を行います。

がんの種類によってその内容は異なりますが、主な検査として、視診、触診、血液検査、画像検査などがあります。

これによってがんの疑いが高いと判定した場合は、直接、患部から細胞や組織の一部を採取して、がんかどうか、がんの性質や広がり具合はどうかなどを顕微鏡で詳しく調べます。

これを「病理検査」といいます。よく「生検」「組織検査」などと呼ばれているのがこれです。病理検査の結果に基づいて病理診断が行われ、がんの確定診断が下されます。

疑われるがんの種類によっては、内視鏡検査を行う場合もあります。直接患部を見たり、病理検査のための組織を採取したりします。

### 治療方針が決定されるまでの流れ

**がんの疑いあり**
→
**精密検査**
視診、触診、血液検査、画像検査 など
→
**病理診断**
細胞診、組織診、生検 など
→
**がんの確定診断**
→
**治療方針の選択・決定**

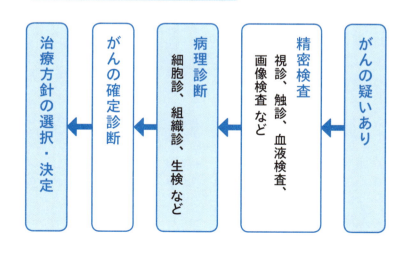

# がんの検査

## 検査の目的や方法を知って理解を深める

### 検査の種類と実施方法

がんの検査にはさまざまな種類があります。診断時だけではなく、治療後の経過を見るためにも必要となるので、それぞれの目的や方法を知っておきましょう。

**血液検査**

貧血、肝機能、腎機能、電解質（NaやCaなど）異常を調べます。

また、腫瘍マーカーを調べて、がんがあるかどうかの参考にします。

■腫瘍マーカー

がん細胞は血液中や尿中に、そのがん特有の物質を放出します。それを「腫瘍マーカー」といい、がんの診断や術後の経過観察、治療効果の判定などに利用されています。

**画像検査**

超音波やX線、磁気などを利用して体内の様子を画像化します。

がんの早期発見のほか、がんの性質や広がり、深さなどを調べるのに役立ちます。確定診断には必須の検査です。

■エコー（超音波検査）

超音波をあて、音波がはね返ってくるエコー（反射波）を画像化して、体内の状態を調べます。がんが1センチ以上あるときは、異常な影としてかなり正確にとらえられます。X線検査のように放射線被ばくの恐れがなく手軽にできるため、広く利用されています。

ただし、骨や空気を透過できないため、見えにくい場所があるのが難点です。

■X線検査（レントゲン検査）

体に微弱な放射線を照射し、透過しやすさの違いを利用して体内の様子を調べます。大きながんを発見するのに役立ちます。ただし、2センチ以下のがんは見つけにくいです。

■CT（コンピュータ断層撮影）

体の周囲からX線を照射し、身体の断面を観察します。検査は短時間で、体の内部を輪切りにした鮮明な画像が得られます。特に、胸部や腹部の病変を見つけるのが得意です。

■MRI（磁気共鳴断層撮影）

強い磁力をあてて、体の断面を観察します。さまざまな角度から撮影でき、骨も透過するので頭部や脊髄、骨盤内部の病変を見つけやすい、というメリットがあります。放射線を使用しないので、CTのように被ばくの恐れもありません。ただし、心臓ペースメーカーや金属製の物質を体内に入れている人は、検査できないことがあります。

■PET（陽電子放出断層撮影）

がん細胞は活動が激しいため、正常細胞の3～8倍、ブドウ糖を多く取り込む性質があります。その性質を利用して、ブドウ糖とよく似た検査薬を取り込ませてがん細胞だけに目印をつけ、細胞の活動状態を観察します。

まず、検査薬を注射し、全身に行き渡ったら、検査台にあおむけに寝て、台ごと筒状の装置に入ります。

CTやMRIが体の一部だけを調べるのに対して、PETでは一度の検査で全身を調べられます。また、ごく初期の小さながんまで発見できます。

ただし、正常細胞に検査薬が取り込まれてしまったり、がんがあるのに反応しないこともあるので、他の検査と合わせて診断します。

## 病理検査

細胞や組織を採取して、病理医が顕微鏡で観察し、がんかどうか、がんであれば性質や進行具合、転移の有無などを調べます。その結果を臨床医に伝え、治療方針や手術方針の決定に役立てます。確定診断には不可欠の検査です。

### ■細胞診検査

へらなどで粘膜からこすりとったり、病変部に細い針を刺したりして細胞を採取し、調べます。肺がんや膀胱がんでは、痰や尿の中に浮かんでいる細胞を採取することもあります。

### ■生検組織検査

病変の一部を、メスで切り取ったり特殊な針で採取したり、内視鏡検査の際につまみとったりして調べます。

手術で摘出された臓器や組織を調べたり、手術中に細胞や組織を採取して観察することもあります。

## 内視鏡検査

先端にカメラがついた細い管（内視鏡）を

体の中に挿入し、体内の様子をモニターに映し出して観察します。

内視鏡検査では食道や、胃、大腸など内部を直接見ることができるのが特徴です。

検査時に病変部を切り取って治療したり、組織を採取して病理検査も行えます。

## 診断は難しい

ここまでがん検査についてお話ししてきましたが、このような検査を経て診断が行われたとしても、がんの種類、病期や転移などが正しく診断されないこともよくあります。がんの診断は難しいということを最初から念頭に置いて検査、診断に臨まれるとよいでしょう。

初期がんといわれたが、手術をしてみたら末期がんだったということもあります。逆に進行がんだと思ったら、実は初期がんであったということもあります。

こうしたことは小さな開業医でも、大きな総合病院でも起こり得ます。

とはいえ、がんの診断がいかに難しいといっても、患者さんやご家族は検査結果を信用するしかありません。どこかの段階で検査結果を受け入れなくては、がんに対する戦略を立てることもできないからです。

しかし、もし他の医師の意見も聞いてみたい、納得して治療を受けたいというときのためにセカンドオピニオンがあります。

選択する治療法についても医師によって、見解が異なることがあるからです。セカンドオピニオンについては133ページでくわしく説明します。

# 診断結果の考え方

## どんながんにかかっているのか

### 病期は重要な指標

一連の検査が終わると、主治医から結果についての説明があります。病理検査により病理診断が出た時点で、がんの有無が確定します。

がんがあった場合は、病名が告知されます。例えば「組織検査でがん細胞が確認されたので、胃がんに間違いありません」という具合です。

同時に、がんの位置や大きさ、広がり具合、性質、転移の有無、そして病期（ステージ）について説明されます。

病期はがんの進行度を示すもので、がんの種類によって大きく０～Ⅳ期に分けられ、治療方針を決める重要な指標となります。

同じ種類のがんで、同じ病期の人がどのような治療を受け、その結果がどうだったかわかれば、今後の予測がつくからです。

例えば、「Ⅰ期なら手術だけで完治が見込めるが、Ⅱ期の場合は手術に加えて抗がん剤治療をしたほうが5年生存率が10％程度上がる」というのなら、自分はⅡ期だから抗がん剤治療も受けようかと考えられるわけです。

# がんの部位

## がんの原発巣《げんぱつそう》

がんは、胃がん、肺がん、大腸がんというように、できた部位によって区別されて呼ばれます。

しかし、がん患者さんのなかにはがんが転移し、複数の臓器にがんが発見されることがあります。

このとき、転移の元となったがんを「原発巣」、転移したがんを「転移巣」と呼びます。

例えば、大腸がんが肝臓に転移した場合は、原発巣は大腸がんです。肝臓のがんは転移巣です。この転移巣は、肝臓にあっても大腸がんの性質を持っているので、原発が肝臓のがんとは区別して、大腸がんに準じた治療が行われます。ですから、原発巣をはっきりさせることは非常に重要です。

がんが転移巣であるかどうかは、病理検査を行えば区別することができます。

しかし、なかには転移巣が見つかっても、原発巣が特定できない場合もあります。これを「原発不明がん（79ページ）」と呼びます。

２０１１年の統計によりますと、新たにがんにかかった人は、男性は約49万6千人、女性は約35万5千人と推計されています。

部位別の罹患数は、男性では、胃がん、前

立腺がん、肺がん、大腸がん、肝臓がんの順に、女性では、乳がん、大腸がん、胃がん、肺がん、子宮がんの順に多くなっています。

男女とも、この上位5部位のがんで、全がん患者の6～7割を占めています。

## 部位別がん罹患数（2011年）

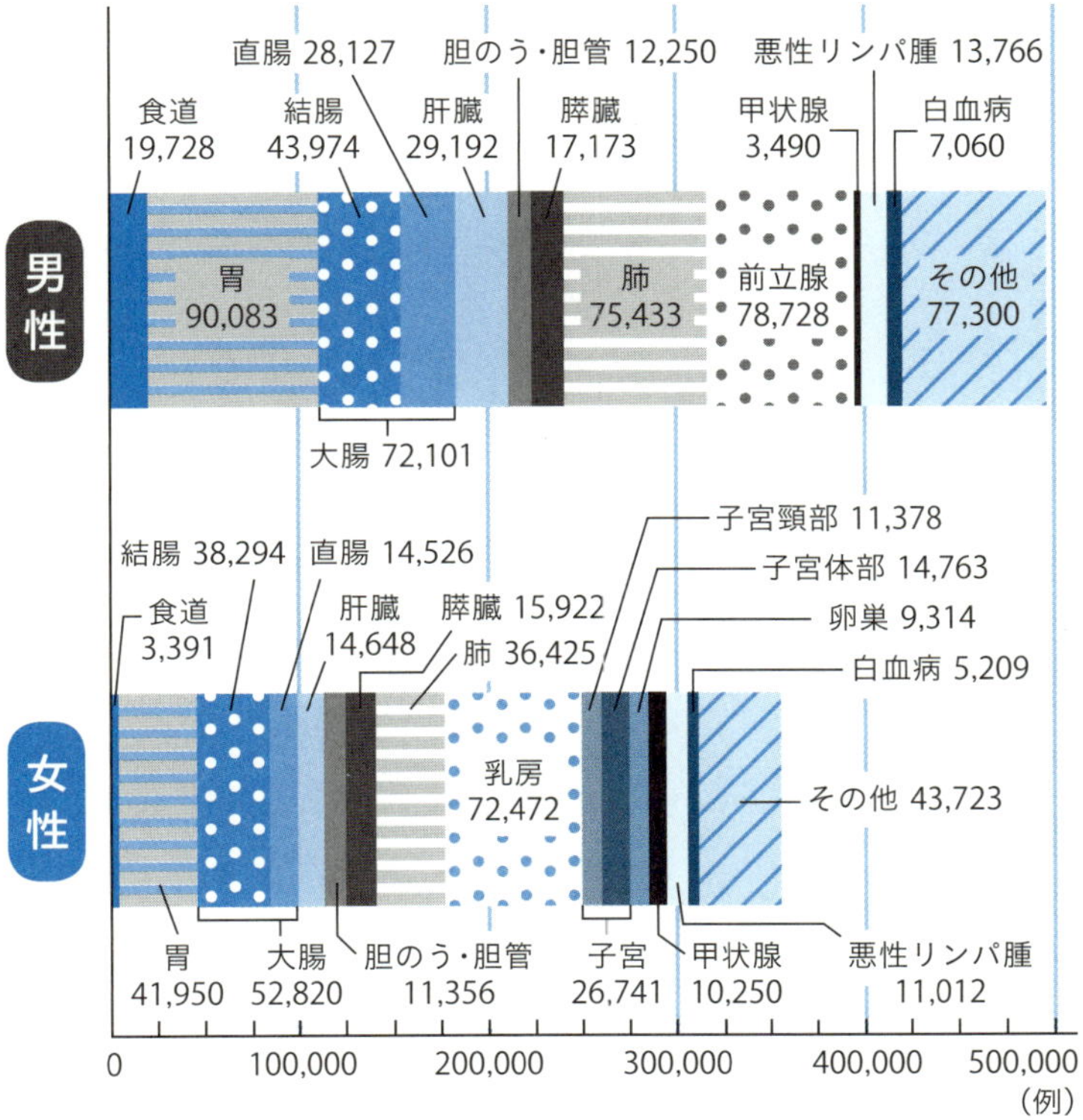


＊『国立がん研究センターがん対策情報センター』（2011年）より

# 部位別がんの特徴

## 部位によって特徴が異なる

一口にがんといっても、できた部位によって異なる性質を持っています。それぞれのがんの特徴を簡単にご説明します。

### 胃がん

胃の壁は5ミリほどの厚さで、粘膜、粘膜下層、筋層、漿膜《しょうまく》下層、漿膜の5層に分かれています。そのもっとも内側にある粘膜内の細胞が、なんらかの原因でがん化したものです。進行するにつれて深くもぐっていきます。

粘膜下層までにとどまっている状態で発見できれば、9割以上が治癒します。早期のうちなら治りやすいがんの1つです。

主な症状として、胃の痛み、不快感、吐き気、胸やけなどが挙げられますが、早期にはあまり自覚症状がありません。

ごく初期なら口から内視鏡を挿入して病巣を切除することもありますが、基本は外科手術になります。

開腹手術によって、胃の一部または全部を切除して根治を目指します。同時にリンパ節への転移を防ぐためのリンパ節郭清や、食べ物の通り道を作り直す再建手術を行います。早期がんでは、腹腔鏡手術を行うこともあります。

術後、病期によっては再発予防のために、

抗がん剤治療を行うこともあります。

手術で治癒が困難なⅣ期では、抗がん剤治療や放射線治療を行います。

なお、進行が速いことで知られるスキルス胃がんは、胃の粘膜の下を這うように広がります。こぶ状に隆起しないので発見しにくく、気がついたときには進行していることがほとんどです。治療が難しいがんの1つです。

## 大腸がん

大腸粘膜にできた良性腫瘍のポリープががん化するものと、粘膜から直接発生するものがあります。進行するにつれ、大腸の壁を深く浸食し、リンパ節や肝臓、肺などに転移します。

大腸がんも、早期発見ならほぼ100%治癒します。しかし、早期にはほとんど自覚症状がなく、多くはがん検診や便潜血検査で発見されています。

進行すると、腹部の違和感、残便感、血便、便が細くなる、便秘と下痢を繰り返す、などの症状が出てきます。

ごく初期で、がんが粘膜にとどまっている場合は、肛門から内視鏡を入れて切除します。

しかし、基本的には外科手術で根治を目指します。開腹して病巣を切り取り、リンパ節郭清を行います。肝臓などに転移が見られるときは、同時に切除します。肝臓や肺に転移していても、手術で切除できれば根治が望めます。最近は、腹腔鏡手術も行われています。

直腸にできたがんでは、場合によっては人工肛門の造設が必要になることもあります。

術前、術後に補助的治療として、放射線治療や抗がん剤治療を行うこともあります。また、手術で根治が困難なⅣ期では、延命とQOL向上のため抗がん剤治療などを行います。

## 肺がん

肺がんは大きく小細胞肺がんと非小細胞肺がんとに分けられます。

前者は肺がん全体の15～20％を占めています。進行が速く、他の臓器に転移しやすい悪性度の高いがんです。

残る80～85％が、後者の非小細胞肺がんです。このようながんの性質や部位、病期、年齢、全身状態などによって、治療法が選択されます。

非小細胞肺がんでは、Ⅰ期、Ⅱ期は基本的には外科手術を行います。肺機能が低下していたり、体力的に手術に耐えられないときは、放射線治療が選択される場合もあります。

Ⅲ期では、手術が可能な場合は、手術と放射線治療、抗がん剤治療を組み合わせて行います。手術ができないときは、放射線治療と抗がん剤治療を同時に行います。Ⅳ期で根治が望めないときは、抗がん剤治療と緩和ケアで症状をやわらげ、QOLの改善と延命を目指します

小細胞肺がんでは、Ⅰ期では外科手術、進行している場合は放射線治療と抗がん剤治療を併用します。進行している場合、完治は難しいため、抗がん剤治療と緩和ケアを行います。

## 乳がん

乳がんは自分で発見できるがんとして知られています。「全国乳がん患者登録調査報告」(2011年)によると、自分で発見した人は約56％、検診で見つかった人は約34％となっています。

直径が5ミリから1センチぐらいになると、

触ればしこりがあるのがわかります。日頃から、しこりやえくぼのようなひきつれ、乳首からの分泌物などがないか、自分でチェックする習慣をつけましょう。大きさが2センチ以下で転移がなければ、90％以上が治癒します。

乳がんでは病期による分類のほか、がん細胞の性質による分類もあり、年齢や全身状態、患者さんの希望なども考慮のうえ、治療法が決定されます。

基本的にはⅢ期までは外科手術を行い、乳房の一部、あるいはすべてを切除します。今は乳房を残す乳房温存術が普及し、約60％が温存しています。

センチネル（見張り）リンパ節に転移のある場合には、転移を防ぐため、リンパ節を取り除きます（郭清《かくせい》）。術前に抗がん剤治療を行って、部分切除の場合、がんを小さくしてから手術することもありますし、術後に再発を防ぐために放射線治療や抗がん剤治療を行うこともあります。また、がんのタイプによって、ホルモン療法や分子標的治療を行うこともあります。

Ⅳ期では、抗がん剤治療、ホルモン療法、分子標的治療などの薬物治療をまず行い、その後可能であれば手術を行うこともあります。

乳がんは再発しやすいがんといわれています。術後の定期検査は必ず受けるようにしましょう。

## 子宮がん

子宮がんには、子宮の入り口の子宮頸部から発生する子宮頸がんと、子宮の奥の内膜にできる子宮体がんがあります。

### ■子宮頸がん

子宮がんの約7割を占めています。20～40

歳代の若い女性に多く、ほとんどがヒトパピローマウイルス（ＨＰＶ）というウイルスの感染によって起こります。

初期にはほとんど無症状です。

治療は、Ⅱ期までは外科手術が中心です。

初期では、子宮温存を希望する人には、子宮頸部だけを円錐《えんすい》形に切除する、円錐切除術が行われます。この場合は妊娠が望めます。

進行するにつれて、子宮のみ全摘（単純子宮全摘手術）から、膣《ちつ》の一部も一緒に骨盤近くから広く切除する広汎子宮全摘手術へと、切り取る範囲が広がっていきます。

最近は患者さんの負担が少ない、腹腔鏡手術が増えています。

Ⅲ～Ⅳ期では放射線治療が中心になり、抗がん剤治療を併用することもあります。

## 子宮頸がんと子宮体がん

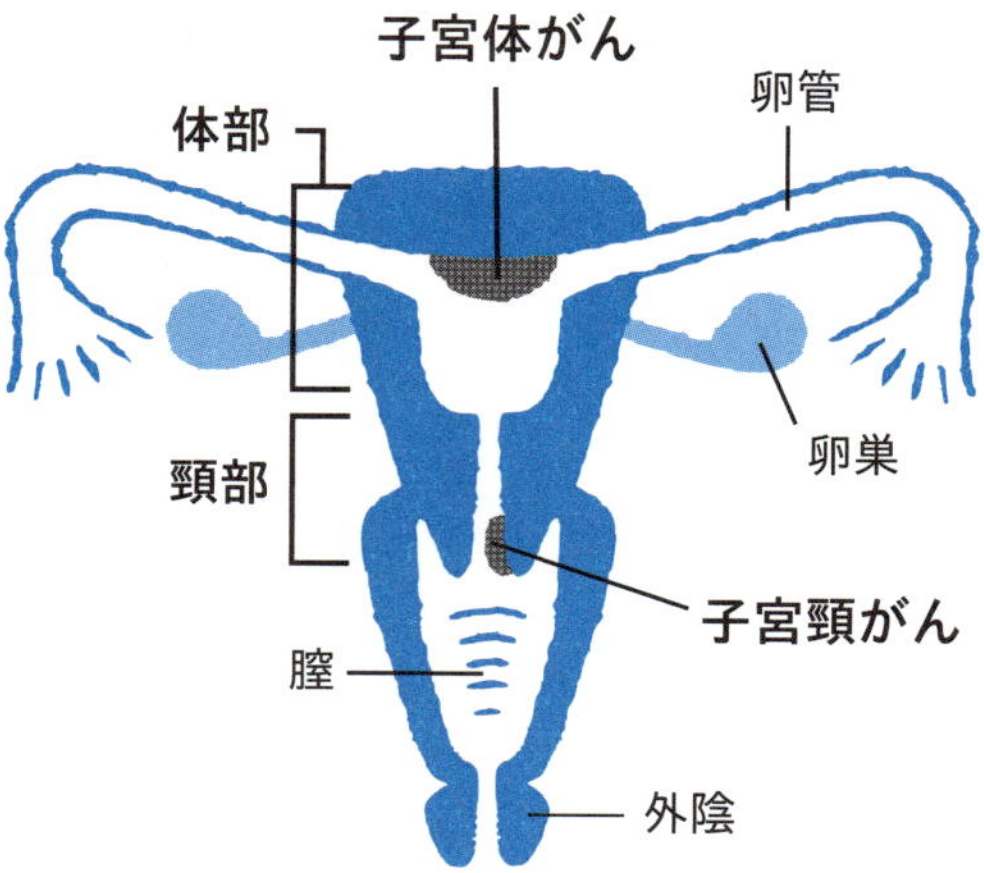

■子宮体がん

50～60歳代の閉経前後の女性に多くみられます。症状の一つである不正出血が続く場合は、早めに受診しましょう。

子宮体がんの約8割は、女性ホルモンのエストロゲンが関与していると考えられています。そのため、ホルモン療法も行われます。

治療の基本は外科手術で、早期であればあるほど切除範囲が小さくてすみます。進行の度合いや症状に応じて、放射線治療、抗がん剤治療、ホルモン療法を併用し、再発を防ぎます。

子宮頸がんも体がんも、早期であればほとんどが完治します。

卵巣がん

初期には症状がなく、かなりがんが大きくなり下腹部が膨らんできたり、他の臓器を圧迫するようになってやっと気づくことがほとんどです。早期発見が難しいがんの1つといえます。

このため、外科手術のみで完治することは少なく、通常は抗がん剤治療を併用します。

手術では、一般には卵巣、卵管、子宮、大網（大腸・小腸を覆っている脂肪組織）を切除します。場合によっては、おなかの大血管の周りにあるリンパ節、脾臓《ひぞう》や腸管も切除します。

がんが広がっており、完全に切除できない場合も、できるだけ多くのがんを切り取ることによって抗がん剤治療の効果を高めます。

膵臓がん

膵臓《すいぞう》がんは、90％以上が十二指腸への膵液の通り道である膵管にできます。早期発見が難しく、多くの場合、発見されたときにはかなり進行しています。

外科手術だけでは治癒が困難なため、病期にかかわらず、術後に抗がん剤治療を行います。転移がなく周辺の大きな血管にがんが広がっていない場合は、外科手術の適応になります。手術ができないときは、抗がん剤と放射線治療を併用します。

## 前立腺がん

前立腺がんの罹患率は、高齢になるほど高くなります。しかし、進行が遅く、寿命に影響しないケースがかなりあると考えられています。

そのため、特に治療はせず、PSA（前立腺特異抗原）と呼ばれる腫瘍マーカーの数値を定期的に調べて、経過を見守ることもあります。

手術では、前立腺と精のうを切除し、尿道と膀胱をつなぎます。開腹手術のほか、腹腔鏡手術やロボットを用いて手術を行うこともあります。

病期や患者さんの希望によって、放射線治療やホルモン療法が選択されることもあります。

## 膀胱がん

40歳以上の男性に多く、喫煙がリスク因子の1つと考えられています。

がんが膀胱の壁の比較的浅い部分にとどまっている場合は、腰椎麻酔のうえ、尿道から膀胱鏡を挿入して電気メスで切除します。

がんが深く食い込んでいる場合は、膀胱全摘除術を行います。膀胱とともに、男性では前立腺と精のうなど、女性では子宮を摘出します。

膀胱がなくなると尿をためておけないので、尿を出すための経路も作ります。

膀胱を温存するために、手術をせず放射線治療を行うこともあります。

## 甲状腺がん

組織のタイプによって、大きく、乳頭がん、濾胞《ろほう》がん、髄様《ずいよう》がん、未分化がんなどに分けられます。

このうちもっとも多いのは乳頭がんで、甲状腺がんの約9割を占めます。がん細胞が乳頭のような形をしていることからこう呼ばれます。進行は極めて遅く、基本的には、外科手術によって甲状腺の一部または全部を切除し、リンパ節郭清を行います。予後がよく、生命に関わることはまれです。

## 腎がん（腎細胞がん）

腎がんには従来の抗がん剤は無効です。

治療は外科手術が中心で、腎臓は2つあるため、かつては周囲の組織ごと全摘していました。しかし、今は、がんが小さい場合は、部分切除を行い、できるかぎり腎機能の温存を図ります。腹腔鏡手術も普及しています。

手術ができないときは、ラジオ波でがんを凝固させるラジオ波焼灼術《はしょうしゃくじゅつ》、液体窒素で凍らせる凍結療法、がんへの血液流入を阻止して壊死《えし》させる動脈塞栓《そくせん》術などを行うこともあります。

転移がある場合は、インターフェロンαやインターロイキン2などによる免疫療法や、分子標的薬を使用した抗がん剤治療を行います。

## 肝がん（肝細胞がん）

主に、B型・C型肝炎ウイルスの感染によって起こります。そのため、慢性肝炎や肝硬変の治療中に発見されることが多く、がんの病期とともに肝機能の状態も考慮して、治療法が決定されます。

一般には、がんが肝臓にとどまっており、

3個以下のときは、外科手術で切除します。がんが小さいときは、ラジオ波焼灼術で壊死させることもあります。

がんが大きかったり、数が多い場合は、肝動脈塞栓療法や抗がん剤治療などが選択されます。肝動脈塞栓療法は、がんに栄養や酸素を運んでいる血管をふさいで、がん細胞を壊死させるものです。

## 白血病

血液のがんの1つで、血球をつくるもとになる造血幹細胞が、骨髄の中でがん化したものです。がん化した細胞の種類によって、骨髄性とリンパ性に分けられ、さらに進行の速度などによって、急性と慢性に分けられます。

がん化した細胞（白血病細胞）が無制限に増殖するため、正常な血液細胞が減少します。進行が速い急性白血病では、貧血や倦怠感、感染症にかかりやすい、出血しやすいなどの症状がみられるようになります。慢性白血病では、初期症状はほとんどありません。

血液のがんでは、症状がなくなり、がん細胞が消えている状態を「寛解」と呼びます。まだ再発の可能性が残っていますので、完治ではありません。5年以上寛解が維持されれば、完治と考えられています。

### ■急性骨髄性白血病、急性リンパ性白血病

抗がん剤治療が非常によく効くため、複数の抗がん剤を併用して完全寛解（すべてのがんが消え造血機能が回復した状態）を目指します。これを「寛解導入療法」と呼びます。さらに、寛解状態を維持し完治を目指して、抗がん剤治療を中心とした寛解後療法を行います。

### ■慢性骨髄性白血病、慢性リンパ性白血病

治癒は困難なため、治療の目標は、急性期への移行を食い止め、普通に日常生活を送れるようにすることです。

慢性骨髄性白血病では、分子標的薬を用いた治療を行います。慢性リンパ性白血病では、主に抗がん剤治療を行いますが、治療をしないで経過を見守ることもあります。

## 悪性リンパ腫

血液のがんの１つで、白血球の一種であるリンパ球が異常に増殖するものです。主な症状は、首や足のつけ根などのリンパ節のはれです。

悪性リンパ腫もいくつかのタイプに分かれますが、基本的には、病巣が狭い範囲にとどまっているⅠ～Ⅱ期は放射線治療、広い範囲に及んでいるⅢ～Ⅳ期は強力な抗がん剤治療によって完全寛解を目指します。

両者を組み合わせたり、分子標的治療や造血幹細胞移植を行うこともあります。

## 原発不明がん

原発不明がんとは、転移したがん（転移巣）が発見されたのに、病理検査などの精密検査を行っても原発巣がはっきりしないものをいいます。すべてのがんの内１～５％を占めています。

原発不明がんの大半は進行していますので、根治が見込めない場合には、全身の状態を良くするために、抗がん剤治療と緩和ケアを行います。

# 発生の仕方によるがんの分類

## どのような細胞に発生するか

がんは、あらゆる臓器や組織に発生します。発生した部位による分類の他、どのような細胞に発生するかによっても大きく区別されます。

病気の性質の捉え方によりここで挙げるものの他にもさまざまな分類がありますが、よく使われる分類として、ここでは「血液がん」「がん腫」「肉腫」をご紹介します。

### 血液がん

血液がんは造血器に発生します。造血器とは、赤血球や白血球、血小板などの血液細胞を作る臓器で、通常は骨髄を指します。

血液がんは骨髄の異常によって起こります。血液がんには、白血病や悪性リンパ腫、骨髄腫などがあります。

がん腫や肉腫とは異なり、がん細胞が集まってかたまりになることはなく、ばらばらに血液中に存在しているので、治療は抗がん剤治療など全身への治療が選択されます。

### がん腫

皮膚や、臓器の粘膜の上皮組織に発生するがんです。「上皮細胞がん」とも呼ばれます。肺がん、胃がん、乳がん、大腸がんなど、かたまりになるがん（固形がん）のほとんどは、このがん腫です。がん腫はさらに、細胞組織のどの部分に発生するか、増殖のスピードなどによって、扁平上皮《へんぺい》がん、腺がん、未分化がんに分けられます。これを「組織型」といい、治療方針を決める重要な手がかりとなります。

■扁平上皮がん

扁平上皮は、皮膚や粘膜の表面を構成する平らな細胞組織で、そこにがんができるのが扁平上皮がんです。発生しやすい部位として、肺、皮膚、口腔、咽頭、喉頭、食道、子宮頸部などが挙げられます。

■腺がん

臓器はそれぞれさまざまな分泌液を出します。腺がんは、その分泌液を出す腺組織に発生するがんです。乳がん、大腸がん、胃がんのほとんどは、この腺がんです。肺がんにも多くみられます。

一般に、扁平上皮がんより増殖のスピードが速く、治りにくいといわれています。ただし、がんができた臓器によって性質が異なるので、必ずしもそうではないケースもあります。

■未分化がん

扁平上皮がんか、腺がんか区別できないがんです。転移や増殖のスピードが速いという特徴があります。

甲状腺がん、肺がんなどにみられます。

肉腫

筋肉や骨、脂肪、関節、神経などに発生するがんです。比率としてはまれな疾患で、がん全体の1%です。

よく知られているものに骨肉腫があり、若い世代に多く発症します。

# がんの進行度

## 進行度は3つの要素を組み合わせて決定

がんの進行度を表す指標として広く用いられているのは、国際対がん連合（UICC）が定めたTNM分類です。

**T…がんはどのくらいの大きさか**

大きさによってT1～T4までの4段階に分類。

**N…周辺のリンパ節に転移しているか**

転移がないものはN0。転移があるものは程度によって、N1～N4までの4段階に分類。

**M…遠隔転移があるか**

遠隔転移がなければM0、あればM1となる。

がんの進行度は、臓器ごとにこのT・N・Mの3つの要素を組み合わせて表します。

同時に、TNM分類に基づき、病期（ステージ）を大きく、0～Ⅳ期までの5期に分けます。

病期は、0期に近いほど初期で治りやすく、Ⅳ期に近いほど進行していることを示します。さらにA、Bと段階を分ける場合もあります。

病期も臓器ごとに異なり、細かく分類されていますが、例として胃がんを見ると、次ページの表のようになります。

つまり、胃がんの広がり（T）が粘膜内で、リンパ節転移（N）も、遠隔転移（M）もない場合はステージⅠAと表されます。

## 胃がんの病期の分類

＊『胃癌取扱い規約 第14版（2010年3月）日本胃癌学会編』（金原出版）より作成

| リンパ節 ＼ 深さ・転移 | 転移リンパ節なし（N0） | 転移リンパ節1～2個（N1） | 転移リンパ節3～6個（N2） | 転移リンパ節7個以上（N3） | 遠隔への転移（M1） |
|---|---|---|---|---|---|
| 胃の粘膜／粘膜下層にとどまっている（T1） | ⅠA | ⅠB | ⅡA | ⅡB | Ⅳ |
| 胃の筋層までにとどまっている（T2） | ⅠB | ⅡA | ⅡB | ⅢA | Ⅳ |
| 漿膜下組織までにとどまっている（T3） | ⅡA | ⅡB | ⅢA | ⅢB | Ⅳ |
| 漿膜を越えて胃の表面に出ている（T4a） | ⅡB | ⅢA | ⅢB | ⅢC | Ⅳ |
| 胃の表面に出た上に、他の臓器にもがんが広がっている（T4b） | ⅢB | ⅢB | ⅢC | ⅢC | Ⅳ |
| 肝、肺、腹膜などに転移している | Ⅳ | Ⅳ | Ⅳ | Ⅳ | Ⅳ |

病期0…がんは粘膜内にとどまっており、リンパ節への転移はない。

病期Ⅰ…がんが少し広がっているが、筋層までにとどまっており、リンパ節への転移はない。

病期Ⅱ…がんが筋層を超えて広がっているが、リンパ節への転移はない。あるいは、がんは筋層までにとどまっているが、リンパ節への転移が少しある。

病期Ⅲ…がんが筋層を超えて広がっており、リンパ節への転移もある。

病期Ⅳ…遠隔転移がある。

## 粘膜の構造

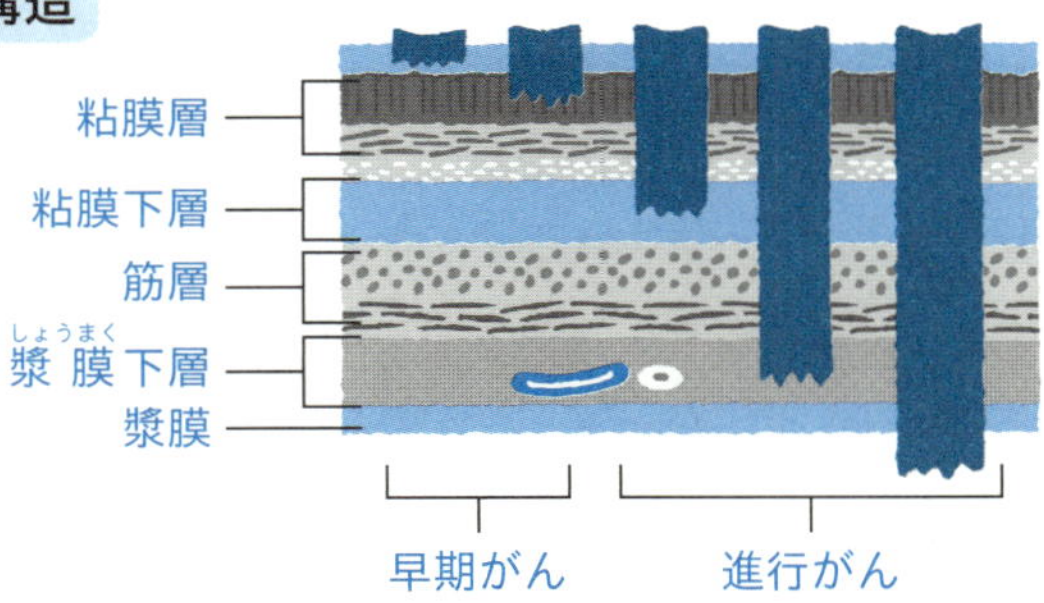

# がんの治療

## 自分の人生を生き抜くための治療

### がんサバイバー

「何のために治療するのか」と問われれば、もちろんがんを治すため、と誰しも思うことでしょう。

最近、「がんサバイバー」という言葉をよく耳にするようになりました。これは、がんの告知を受けて生還した人を指します。

がんに罹患する人は増える一方ですが、医療技術の進歩によってがんサバイバーも増えており、2015年には533万人に達すると推計されています。実に国民の20人に1人です。

しかし生還すればそれでよし、というわけには行かないところががんの難しさです。

1つは再発の不安です。5年経てばもう大丈夫、と周りの人は思うかもしれませんが、患者さん本人は何年経っても完全に不安を拭い去ることはできないでしょう。

また、職場復帰を阻まれることもあります。厚生労働省の研究班によると、がん患者の約3人に1人が、依願退職や解雇で仕事を失っています。

治療法も多様化し、仕事と治療の両立は不可能ではありませんが、体力や通院、その他現実的な困難があります。患者さん自ら治療に専念するため退職を選択するケースもあります。

その結果、収入が減ることもあります。さらに治療費の負担が追い打ちをかけ、経済的な影響も決して軽くはありません。

治療による副作用や後遺症に悩まされることもあります。

このように、完全に元通りの生活を取り戻そうとすると、厳しい現実があるのは否定できません。こうした苦境ともいえる状況の中で、ご家族とともに乗り越えて健康を取り戻した方、がんとつきあいながら充実した人生を送っている方がたくさんいます。病気をきっかけに人生観が変わったという方もいます。

がんサバイバーという言葉には、「がんと共存し、自分らしい人生を生き抜く」という決意も込められているのです。

**約３人に１人が依願退職、解雇**

診断時点に勤めていた会社や営んでいた事業等について

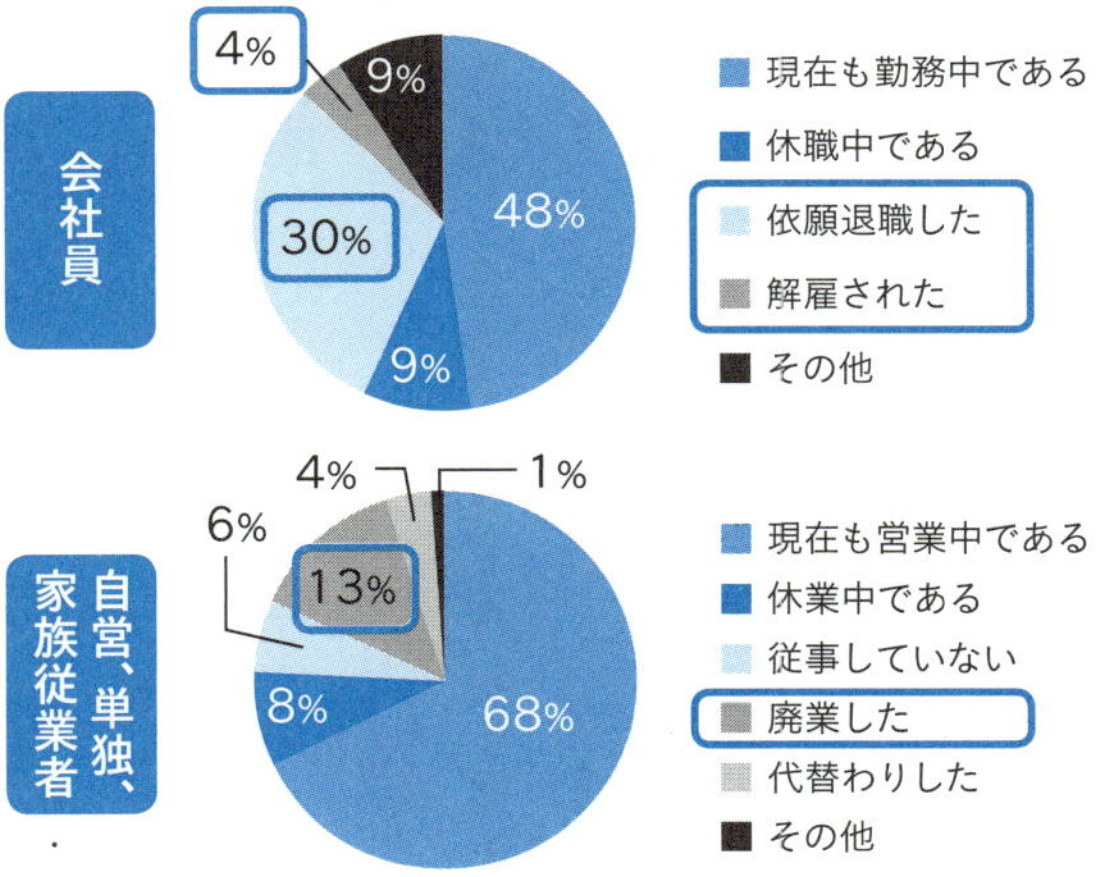


＊厚生労働科学研究費補助金、厚生労働省がん研究助成金「がんの社会学」に関する合同研究班（平成16年）

## 最優先するのは何か

では、もう少し具体的に考えてみましょう。今述べたような厳しい現実と医療技術の進歩を背景に、がんの治療に対する考え方も多様化しています。

かつてはとにかく命が最優先、少しでも長生きしたいという考え方が一般的でしたが、現在は自分らしく生きる時間を大切にしたい、と考える人が増えてきました。それに伴い、治療法の選択の基準も「命＝時間」重視から「質＝中身」重視へと変わってきたのです。

例えば、手術で大きく切除すれば5年生存率は高まるかもしれませんが、体の機能が損なわれ、術後のＱＯＬ（Quality of Life 生活の質）が落ちる恐れがあります。

### 5年生存率

「5年生存」とは、がんと診断された人のうち、治療開始から5年後に生存している人の割合をいいます。がんの治療効果を判定する指標となっています。治癒していなくても、再発していても、生存している場合をカウントします。

5年生存率は、がんの種類や病期によって大きく異なり、全がんでは58・6％となっています（公益財団法人がん研究振興財団「がんの統計'14地域がん登録における2003～2005年の診断例」）。あくまでも統計上の目安です。100％に近いほど、治療によって助かる確率が高いがんといえます。

それでもいいから根治を目指すという人もいれば、多少再発のリスクが高まってもＱＯＬを優先したいという人もいます。

また、卵巣がんや子宮がんでは妊娠を望むかどうか、乳がんでは乳房を残したいかどうかによって選択が異なってくることもあります。

退院後ゆっくり療養できる環境にある人と、一刻も早く職場復帰を果たさなければならない人では、当然求めるものが違ってきます。

このように、治療法を選ぶことは、これからの自分の生き方を選ぶことでもあります。

多少ＱＯＬを犠牲にしても完治を目指すのか、再発のリスクが高くなってもＱＯＬを保ちたいのか、確実に延命したいのか、患者さんが最優先するものは何か、まずそれをはっきりさせなければなりません。今は治療の選択肢が多いだけに、優先順位を決めておかなければ、迷うばかりです。

その際には、それぞれの治療法の効果とリスク、再発率や延命の期間、副作用や後遺症、などについて十分に理解し納得しておく必要があります。

例えば、治療の選択肢が２つある場合、統計上双方の再発率が５％程度しか違わないのならＱＯＬを優先しようと思うかもしれませんが、30％も違うとなったらどうでしょう。治療法によってどのくらい差異があるのか把握していないと、後悔することになりかねません。

がんとの向き合い方は人それぞれです。正解はありません。よく考えたうえで出した最良の選択だったと思えることが大切です。

# がん治療の流れ

## 一般的な流れ

がん治療の流れは、がんの種類や病期によって大きく異なりますが、一般には次のような流れをたどります。

**①がんの疑い**

多くの場合、自覚症状があって受診したり、がん検診で「がんの疑いがある」と指摘されるところから始まります。

**②確定診断　病名告知**

問診をはじめ、さまざまな検査が行われます。その結果に基づいて確定診断が下され、病名が告知されます。

**③インフォームド・コンセント　治療法の選択**

主治医から、がんの種類や性質、大きさ、広がり、転移の有無、病期などについて詳しい説明があります。治療法についても提示されます。いわゆるインフォームド・コンセントが行われ、医師と患者さん、ご家族が話し合って、治療法を選択、決定します。

主治医の説明に納得できなかったり、念のために他の医師の意見を聞きたいときは、セカンドオピニオンをとります。サードオピニオンをとる人もいます。

それぞれの意見を聞き、どの病院で治療を受けるか決めます。

### ④治療

インフォームド・コンセントにのっとり、主治医の立てた治療計画にしたがって治療が進められます。入院しての外科治療、抗がん剤治療、放射線治療のほか、外来で抗がん剤治療や放射線治療を行うこともあります。

### ⑤経過観察

一連の治療が終わると、体調の変化や再発の兆候を見逃さないため、定期的に検査を行い、注意深く経過を見守ります。

この定期検査は、一般には手術後3年間は3〜6ヵ月に1回、その後は年に1回になり、少なくとも5年間は継続して行います。

### ⑥治癒

こうして5年間再発しなければ、一般には治癒とみなされます。

## インフォームド・コンセント

主治医が治療法を説明し、患者さんが決めるのがインフォームド・コンセント、と勘違いしている人がいますが、そうではありません。

インフォームド・コンセントは、医師と患者さんの共同作業であり、医師と患者さんが情報も意思決定も共有します。選択責任を患者さんに押しつけるために行うものではありません。

具体的には、医師は情報を提供し、患者さんは疑問点があれば聞き、自分の希望を伝えます。その希望に基づいて医師がよりよい治療法を提案します。こうして話し合いながら、患者さんが納得し満足できる治療法を選びます。

つまり、一方通行ではなく、双方向のコミュニケーションによって決定されるのです。

### ⑦再発の疑い　検査・告知

再発の兆候が見られる場合は、初回のときと同様検査を行います。その結果、再発所見が確認されたら、再発の診断・告知が行われます。

### ⑧治療（根治治療・延命治療）

再発でも、がんが局所にとどまっている場合は、根治（完全な治癒）を目指して治療します。リンパ節や他の臓器などに転移が見られ、根治が難しい場合は、がんの進行を抑え症状をやわらげることを目標にして延命治療を行います。

### ⑨終末期ケア

これ以上積極的な治療をしても効果がないと考えられるときは、患者さんの希望によって終末期ケアに移行します。できるかぎり心身の苦痛を取り除き、ＱＯＬを高め、その人らしい最期を迎えられるようにケアします。

**がん治療の一般的な流れ**

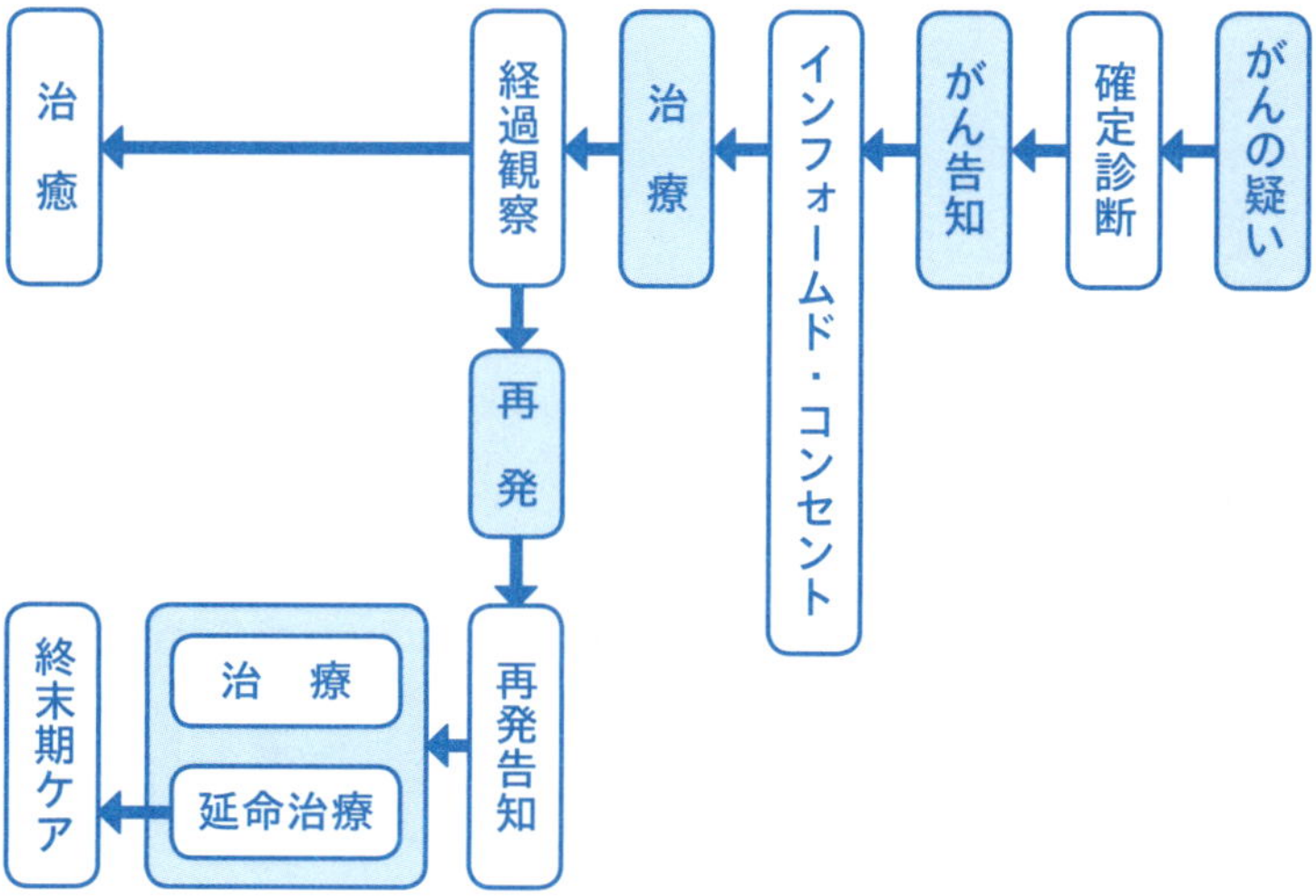

# がん治療の種類

## がんの三大治療

がんの治療は大きく「局所療法」と「全身療法」に分けられます。

局所療法はがん組織そのものに働きかける治療法で、体の一部にとどまっているがんが対象になります。「外科手術」と「放射線治療」がこれにあたります。

一方、全身療法は全身に効果を行き渡らせてがんを治すもので、「抗がん剤治療（化学療法）」がこれにあたります。血液のがん、遠隔転移（別の臓器への転移）がある場合、全身に広がっている場合、などが対象です。

この3つの治療法を合わせて、「がんの三大治療」と呼んでいます。

かつてはがんといえば外科手術でしたが、放射線治療や抗がん剤治療の進歩により、治療の選択肢が広がりました。

これらの治療法はそれぞれ単独で用いられることもありますが、がんの種類や進行度に応じて併用されることもあります。このように複数の治療法を組み合わせて実施することを「集学的治療」といいます。

例えば、抗がん剤治療や放射線治療でがんを小さくしてから手術で切除したり、手術後に再発予防のために抗がん剤治療を行ったりします。こうした集学的治療によって、より効果的にがんを消滅させられるようになりました。

# 外科手術の種類

## 従来の手術と鏡視下手術

外科手術はもっとも一般的な治療法で、メスや内視鏡によって、周囲の正常組織も含めたがん組織を取り除き、根治を目指します。がんが局所にとどまっており、転移があったとしても周辺の組織やリンパ節に少しだけ、という場合は非常に有効です。ただし、切除した部位によっては、体の機能が損なわれることがあります。外科手術は大きく、従来の手術と鏡視下手術に分けられます。

### 従来の手術（開腹手術など）

従来からある基本的な手術です。体をメスで切開して、周辺の正常組織と一緒に切除します。

早期がんでは、できるだけ切り取る範囲を少なくして、機能の温存を図りながら、根治を目指します。ある程度進行したがんは取り残しのないように周辺の正常組織と一緒に切除します。また、「リンパ節郭清《せっかくせい》」といって、転移している可能性が高い周りのリンパ節もきれいに切除します。さらに、周辺の組織に転移が確認されたときは、その病巣も一緒に取り除きます。必要に応じて、術後に放射線治療や抗がん剤治療を行い再発を防ぎます。

開腹手術のように、従来の手術は医師が直接患部を見て触れることができます。視野が広く保て、予期せぬ事態が起こったときも迅速に対応できるというメリットがあります。

しかし、傷跡が残る、傷口が痛む、体の負担が大きく回復に時間がかかる、というデメリットもあります。

## 鏡視下手術（腹腔鏡・胸腔鏡手術）

従来の手術のデメリットを克服するために開発されたのが鏡視下手術です。

皮膚に数個の小さな穴を開け、先端にビデオカメラがついた細い管と鉗子《かんし》などの器具を挿入し、モニターを見ながらがん組織を切除します。

腹部のがんに用いるものを「腹腔鏡」、胸部のがんに用いるものを「胸腔鏡」と呼んでいます。

主に早期のがんが適応となり、がんが広がっているときや内視鏡を挿入できない場所にがんができているときなどは、従来の手術が選択されます。

鏡視下手術は従来の手術に比べて傷が小さくてすむため、術後の痛みが少なく、体の回復も早いというメリットがあります。入院も短くてすみ、早期に社会復帰できるのもうれしいところです。ただし、手術時間が長く、治療費用は高くなります。

鏡視下手術でもっとも考えなければならないことは、手術の難易度が高いため、最新の設備と熟練の技術が必須ということです。

また施設によって治療方針が異なり、進行しているがんでも、鏡視下手術を実施しているところもあります。

現代は、より低侵襲《ていしんしゅう》（切開などの患者さんの身体への負担を小さくする）医療が選ばれるようになりつつあります。

# 放射線治療の種類

## 外部照射法と内部照射法

放射線治療では放射線をがん組織に集中的に照射し、がん細胞のDNAにダメージを与えて増殖を止め、死滅させます。単独で、あるいは他の治療法を併用してがんの根治を目指すほか、再発を防いだり、がんによる痛みや神経症状をやわらげるために用いられることもあります。

根治を目的としている場合は、遠隔転移がなく局所にとどまっているがんが対象になります。

技術の進歩によって、ピンポイントで照射できるようになり、治療効果が格段にアップしました。

外科手術のように組織を切除することなくがん細胞を殺せるので、臓器の機能を残せるのが最大のメリットです。

デメリットとしては、がんの種類によって効果にばらつきがある、照射できない部分がある、副作用が出ることがある、などが挙げられます。

主な副作用は、放射線を当てた部位の皮膚のかゆみや赤み、粘膜の炎症、痛み、倦怠感、食欲不振、吐き気、下痢、口の中の渇きなどです。

放射線の種類には、X線やγ線、電子線などがあります。陽子線や重粒子線を使う粒子線治療も、一部の施設で実用化が進んでいます。ただし、粒子線治療は保険の適応外なので、約

300万円の治療費は自己負担となります。

放射線治療は、大きく「外部照射法」と「内部照射法」に分けられます。

## 外部照射法

体の外側から放射線を照射するものです。ほとんどすべてのがんに用いられます。

副作用を軽減するため、通常は1週間に5日の治療を数週間かけて行います。実際に照射されている時間は数分で、外来で受けられます。

コンピュータや特殊な画像技術を使って、がんの形状と大きさに合わせて正確に照射する三次元原体放射線治療（3D-CRT）や強度変調放射線治療（IMRT）、リニアック（直線加速器）と呼ばれる放射線照射装置を使って精密にがん組織に放射線を集中させる定位放射線治療なども行われており、正常組織へのダメージを最小限に抑えられるようになりました。

## 内部照射法

体内に放射線が出る物質、放射線源を入れて、内部から集中的に病巣に放射線を照射します。

内部照射法の1つである小線源治療は、放射性物質をがん組織の中や周辺組織に埋め込むもので、主に子宮頸がんや前立腺がんなどに用いられます。

近いところから直接がん細胞に照射するため、大きな効果が得られます。正常組織へのダメージも少なくてすみますが、線源を入れられる部位にしかできません。治療の日数や回数は、がんの種類や性質、線源の強さによって異なります。場合によっては、永久に小さな線源を挿入することもあります。このほか、放射性薬剤を内服したり注射する方法もあります。

## 抗がん剤治療と副作用

### あらゆるがんが対象

抗がん剤治療では、抗がん剤を用いてがん細胞の増殖を抑え、死滅させます。

抗がん剤は血流に乗って全身に運ばれるため、体中に広がったがんや目に見えない微小ながん、遠隔転移したがん、外科手術や放射線治療では治療が難しい血液のがんにも有効です。

単独で、あるいは他の治療法と組み合わせて根治を目指すほか、手術前に用いてがんを小さくして手術をしやすくする、手術後に用いてがんの転移や再発を予防する、がんの苦痛をやわらげる、などの目的で広く使われています。

あらゆるがんが対象となり、特に血液のがんでは威力を発揮します。また、全身に広がった進行がんでは、抗がん剤治療が唯一の治療法になります。

抗がん剤を投与する方法としては、内服薬や点滴、注射などがあります。

また、ポートという小さな装置を皮下に埋め込んで、抗がん剤を注入する方法もあります。

これは抗がん剤を何度も投与することによって受ける、血管へのダメージを避けるために用いられます。抗がん剤治療が長くなる場合などに使われます。

選択される治療によっては入院せず、外来

で治療が受けられるようになりました。

抗がん剤治療は、２週間続けて投与し３週目は休養というように、投薬期間と休養期間があり、合わせてワンセットになります。これを1クールと呼び、一般には何回か繰り返します。

## 抗がん剤の主な副作用

抗がん剤は、増殖のスピードが速いという、がん細胞の特徴を利用して攻撃します。そのため、活発に分裂する健康な細胞もターゲットになってしまいます。

特に、胃腸粘膜や口腔粘膜、血液細胞、毛根細胞などは影響を受けやすく、脱毛、食欲不振、吐き気・嘔吐、口内炎、下痢、貧血など、さまざまな副作用が表れます。また、白血球の減少によって、感染症にかかりやすくなることもあります。

その程度は個人差が大きいので、つらいときは医師に申し出ましょう。

最近は、副作用の少ない抗がん剤や、副作用を緩和する薬剤の開発が進み、かなり症状を抑えられるようになりました。

抗がん剤の主な副作用

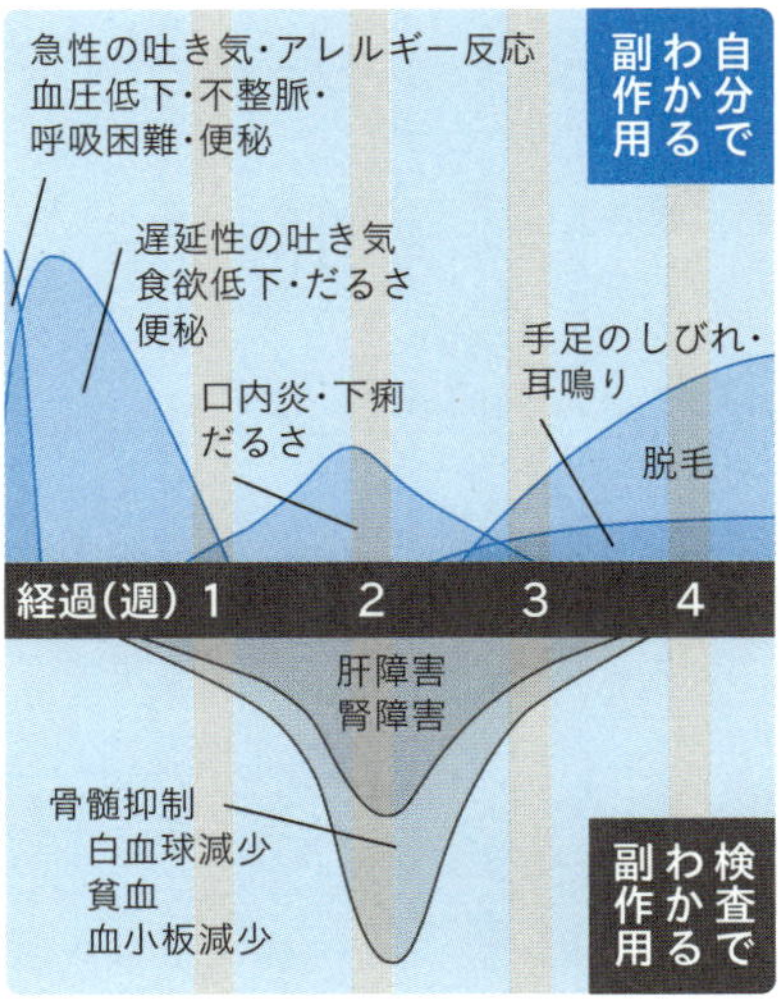


＊『国立がん研究センター 小児がん情報サービス』より

# 抗がん剤の種類

## 種類が豊富な抗がん剤

今、日本では100種類以上の抗がん剤が使われており、その効果や働き、作用する部位はさまざまです。

がんの種類や病期、広がり具合、患者さんの年齢や体調などによって、もっとも効果的な抗がん剤が選択されます。多くの場合、より高い効果を得るため、作用が異なる複数の抗がん剤を組み合わせて使います。

抗がん剤は大きく、すべての細胞に作用する「細胞障害性抗がん剤」と、主にがん細胞だけに作用する「分子標的治療薬」に分けられます。

「細胞障害性抗がん剤」は、さらにアルキル化剤、代謝拮抗剤、抗がん性抗生物質、植物アルカロイド、プラチナ製剤などに分けられます。

このほか、ホルモンが密接にかかわっているがんにはホルモン剤が投与されます。これも抗がん剤の一種です。

抗がん剤と聞くと、多くの方が「副作用がつらいのではないか」「効果がないのではないか」と不安に感じます。

ここでは抗がん剤の大まかな分類と、それぞれの特徴を紹介します。目的やメリット、作用の仕方も大きく違うので、化学療法を検討される際の参考にしてください。

## がん治療に用いられるおもな抗がん剤

### 細胞障害性抗がん剤

主にがん細胞の細胞分裂時に作用し、細胞分裂やＤＮＡの合成を抑えて死滅させます。

一方、健康な細胞にもダメージを与えるので、不快な副作用が出ることがあります。

■アルキル化剤

がん細胞のＤＮＡと結合することによってＤＮＡの複製を阻害し、死滅させます。特に白血病や悪性リンパ腫などの血液のがんに有効です。

■代謝拮抗剤

がん細胞のＤＮＡの合成に必要な材料であるかのように振る舞い、自らが取り込まれることによって、ＤＮＡの合成を妨げ、がん細胞の増殖を抑えます。

■抗がん性抗生物質（抗腫瘍性抗生物質）

土壌に含まれるカビなど、微生物由来のがんに効く抗生物質です。細胞膜を破壊したり、ＤＮＡやＲＮＡの合成を阻害して、がん細胞を殺します。

■植物アルカロイド

植物から抽出した有毒成分を利用して、がん細胞の細胞分裂やＤＮＡの合成を阻止します。主に細胞分裂に重要な役割を果たす微小管の働きを抑える微小管作用薬と、ＤＮＡを合成する酵素トポイソメラーゼの働きを阻害するトポイソメラーゼ阻害剤があります。

■プラチナ製剤（白金製剤）

がん細胞のＤＮＡに結合して細胞分裂を阻害したり、がん細胞を自滅（アポトーシス）に導きます。

## 分子標的治療薬

副作用をできるだけ減らし、より効率よくがん細胞に作用する薬として開発されました。細胞障害性抗がん剤が、正常の細胞をも無差別に攻撃するのに対し、分子標的治療薬は、がん細胞の増殖に関わる特定の物質を狙い撃ちにして、主にがん細胞だけを破壊します。

現在は乳がんや肺がん、白血病などに有効性が認められ、用いられています。

今後ますます開発が進んで抗がん剤治療の主役になると考えられています。

まだすべてのがんに効果が期待できるわけではありません。

## ホルモン剤

乳がんや子宮がん、前立腺がん、甲状腺がんなど、特定のホルモンによって増殖するがんに用いられます。

これを「ホルモン療法」といい、ホルモンの分泌や作用を抑えて、がんの増殖を阻止します。特に乳がんでは、大きな効果をあげています。

## 抗がん剤治療中の注意

**薬剤の種類と使用方法、予期される副作用について知っておく**

**他にも薬を使っている場合は医師に相談する**

**体調管理をしっかりし、変化があった場合は医師に知らせる**

# さまざまな治療と痛みのケア

## 造血幹細胞移植と免疫細胞療法

### 造血幹細胞移植

白血病や悪性リンパ腫などの血液のがんでは主に抗がん剤治療が行われますが、限度量を超えて投与することはできません。造血幹細胞にダメージを与え、造血機能が低下してしまうからです。

そこで、通常の抗がん剤治療では、病状に寛解《かんかい》（がんが消えている状態）が望めない場合は、あらかじめ患者さん本人、あるいは親族や骨髄バンクなど他人の正常な造血幹細胞を確保したうえで、大量の抗がん剤の投与や全身放射線照射を行います。

その後、事前に採取した造血幹細胞を移植し、造血機能を回復させます。

移植の方法は、輸血と同じように造血幹細胞を含む液を点滴で注入します。この造血幹細胞移植によってより強力な治療が可能になり、病期がⅣ期の患者さんでも寛解可能となりました。

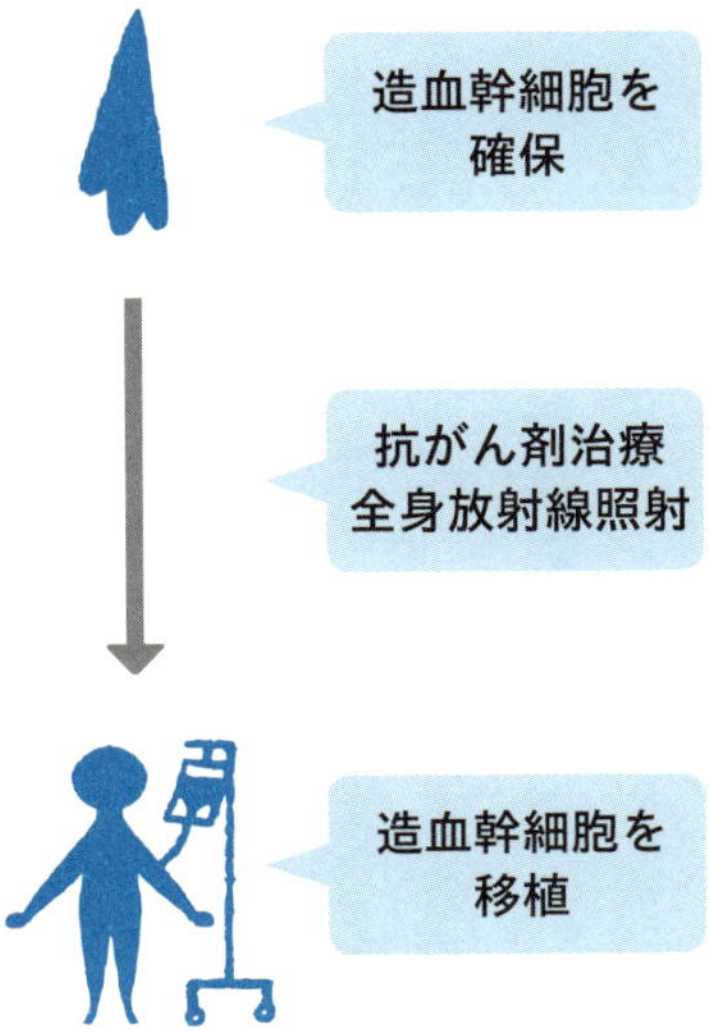

## 免疫細胞療法

白血球の免疫細胞が、がんを消滅させるしくみを利用した治療法です。三大治療に続く第四の治療法として注目されています。

患者さん自身の血液から免疫細胞を取り出して体外で活性化させ、体内に戻すことによって免疫力を高めて、がん細胞の増殖を抑えます。

副作用がほとんどないのが最大のメリットです。再発・転移の予防、ＱＯＬの改善、延命効果などがあると考えられています。

ただし、まだ研究段階で一部の施設でしか行われておらず、健康保険も適用されません。樹状細胞ワクチン療法のように、先進医療として厚生労働省の承認を受けているものもありますが、科学的根拠に乏しい治療法も多くあります。信頼できる医療機関で相談してください。

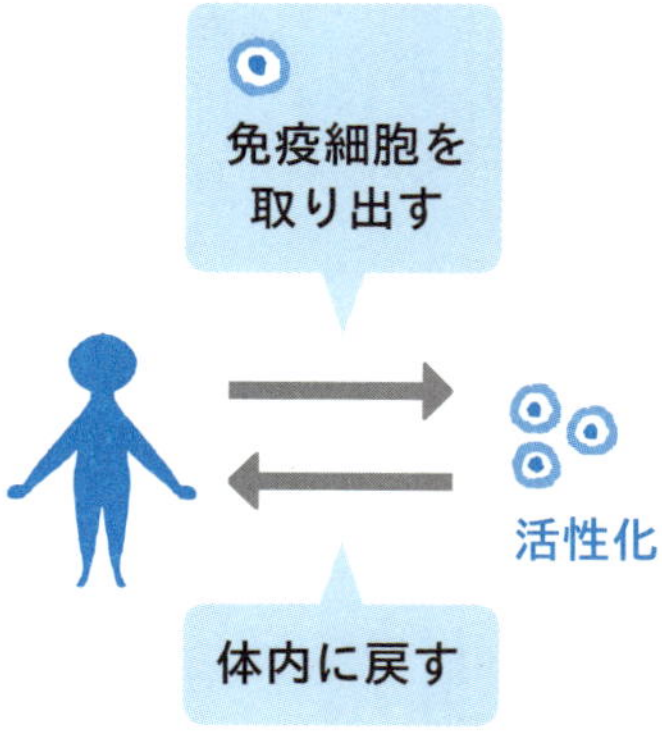


免疫力を高めて
がん細胞の増殖を抑える

## 緩和ケアは早期から積極的に

がんを消す、縮小させるといった治療の他に、並行してがんによる苦痛をやわらげたり、心身をよい状態に保つための治療もあります。

がんによる痛みや苦痛を和らげる治療が緩和ケアです。鎮痛剤や、麻酔、向精神薬、抗不安薬などの薬物による治療のほか、カウンセリングなどの心理療法も行われます。

緩和ケアというと末期がん患者が受けるものと思っている方がいますが誤解です。

緩和ケアによって心と体が楽になると、治療効果も高まることがわかっています。つまり、痛みはがまんせず、病期にかかわらず積極的にケアした方がよいのです。

なかには「痛みはがまんした方がよい」と思い込んでいる方もいます。これも誤解で、痛みをがまんしてもよいことはありません。

緩和ケアでは、痛みなどの身体的な苦痛だけではなく精神的な苦痛もやわらげます。その人が生き生きと自分らしく生きられるようにすることで、治療意欲を高め、闘病中のＱＯＬ（生活の質）を高めます。

がん患者さんの感じる苦痛については、1章でもお話ししましたが、さまざまな種類があります。私は、がんによるあらゆる苦痛を、がん治療の一環としてケアすべきだと考えています。

そして言うまでもなく、緩和ケアにはご家族の心のケアも含まれています。

## 緩和ケアの考え方

### ●従来の考え方

末期になり治療ができなくなったら行う

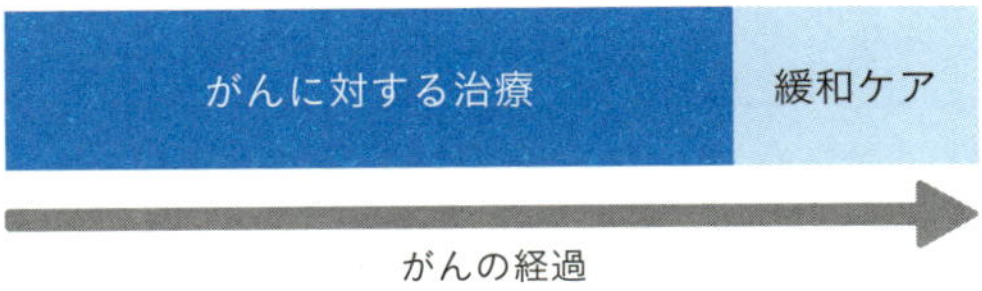


### ●現在の考え方

早期から標準治療と並行して行う。状況に応じて比重を変えていく

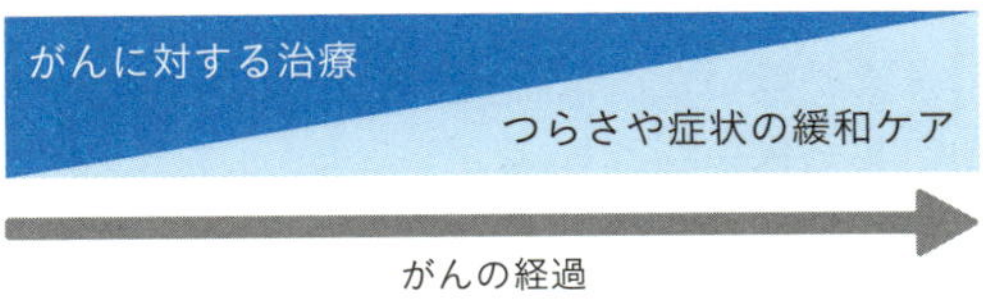

## 痛みをうまく伝えるには

がんになると、病期を問わず、多くの人がなんらかの痛みに悩まされます。

最近は鎮痛薬の分野で新薬が次々に開発され、痛みを十分にコントロールできるようになりました。患者さんが痛みを訴えるときは、すぐに主治医や看護師に伝えましょう。

ただし痛みを伝えるのは意外と難しく、どこがどのように痛いのかは、患者さん自身にしかわかりません。痛みの程度や場所、痛み方を具体的に伝えるための方法をご紹介します。

| | |
|---|---|
| いつ痛むのか？ | 1日中、ときどき、何かしたとき など |
| 痛む場所は？ | 特定の場所か広い範囲か、いつも同じ場所か |
| どのように痛むのか？ | 締め付けられるように、刺すように、うずく、ズキズキ、ジンジン、キリキリ など |
| 痛みの影響は？ | 眠れない、食欲がない、座っているのもつらい、動けない、寝返りが打てない など |
| 痛みの程度は？ | 痛みのない状態を0点、もっとも強い痛みを10点とすると何点ぐらいか |
| 痛み止めの効果は？ | よく効いた、ほとんど効かない、途中で効果が切れる など |

## 誤解の多い痛み止め

痛み止めは末期がんだけに使うものだとか、使い過ぎると病状によくないと思われがちです。先にも述べましたように、大きな誤解です。

緩和ケアで使用する薬物、つまり痛み止めについてご説明します。

がんは初期でも痛みが出ることはあり、患者さんのQOLを高めるために、積極的に取り除くことがすすめられます。

痛みの治療に時期尚早ということはありません。鎮痛薬が体に悪影響を与えたり、回復を遅らせることもありません。逆に、鎮痛薬を適切に使って痛みをとると、気力や体力が回復し、治療効果があがります。

WHO（世界保健機関）が、がんの痛みからの解放を目指して作成した「WHO方式がん疼痛治療法」では、次のような3つの目標を掲げ、段階的に達成していくように勧めています。

**第一目標**
**痛みで睡眠が妨げられない**

**第二目標**
**安静にしていれば痛まない**

**第三目標**
**体を動かしても痛まない**

また、鎮痛薬を使用する際の5つの基本原則を、次のように定めています。

**① できるだけ飲み薬を使用する**
**② 時刻を決めて規則正しく使用する**
**③ 痛みの強さに応じた薬を使用する**
**④ その患者の痛みが消える十分な量を使用する**

## 鎮痛薬の効果には個人差があるため、それぞれに必要な量を投与する

## ⑤ ①から④を踏まえて、細かい配慮をする

痛みの原因や鎮痛薬の作用の仕組みなどについて患者に十分に説明し、協力を求める。副作用については予防策を講じ、あらかじめ患者に説明する。

このように、それぞれの患者さんに合わせて使用する薬や量を調整するため、90％以上の患者さんは痛みが消えるといわれています。

吐き気や便秘、眠気などの副作用が出ることもありますが、予防のために吐き気止めや下剤などが一緒に処方されますので組み合わせて使用しましょう。

激しい痛みには医療用麻薬、いわゆるモルヒネが使われます。このモルヒネについて、「最期のときに使う」「死期を早める」「中毒になる」など、誤解している方が多いことに驚かされます。

私の外来では、数年にわたって医療用麻薬を使って充実した日常を送っている人もいます。医師の指示に従って適切に使用しているかぎり、長期間使い続けても、麻薬中毒になることはありません。耐性ができて効かなくなったり、死期を早めることもありません。

モルヒネに偏見を持っていた方も、実際に使い始めると強い痛みから解放されてよく眠れるようになるので、一様に表情が明るくなります。

また、痛い部分を温めたり、マッサージをすると、より薬の効果がアップします。楽しい会話も痛みの緩和に役立ちます。

# 第3章

# がん患者を支える

# 支援体制をつくる

## がん患者を支えられる人は誰か

### キーパーソンを決めよう

がん患者さんの看病は、長丁場になることが多いものです。ですから支援体制も長期戦前提で考える必要があります。1人で看病を抱え込むと、共倒れになりかねません。

患者さんより看病するご家族のほうがまいってしまうことも珍しくありません。うつ状態になってしまう例もあります。私はこれまで、そういう方を何人も見てきました。

孤軍奮闘の末、協力を得られたご家族は、「もっと早く助けを求めればよかった」とおっしゃいます。1人の力には限りがあります。先を見通して支援体制を固め、チームプレーで乗り切りましょう。

支援体制を考える際は、まずはキーパーソンを決めることが大切です。

キーパーソンとは、患者支援の中心となる人物です。誰かが代表となって患者さんの意思を確かめ、家族の意見をまとめたり、医師とのパイプ役になったりします。協力する人が多いのはよいことですが、各自が各自の考えでバラバラに動いてしまうと医師は誰に説明をすればよいのかわからず、同じ話を何度もしなければならなくなります。結果的に情報が偏り、トラブルが増えます。家族の力を有効に使うには、司令塔が必要です。患者さんの信頼が厚い、誰か1人が担うと考えてください。

多くの場合、患者さんの配偶者がその役割を担っています。高齢の場合はお子さんという場合も多いです。

キーパーソンは、連絡係として医師の説明を他の家族に伝えます。医師と連絡が取りやすく、治療方針決定時や治療開始時など、重要な節目に病院に足を運べる人がいいでしょう。

私自身は、なるべく家族全員に集まってもらい、現状をお話しするようにしていますが、医師によってはキーパーソンだけに説明し、他の家族には対応しないという人もいます。いずれも情報の行き違いを防ぐためです。

周りのご家族は、キーパーソンを中心にして、その意見を尊重しながら、共に患者さんを支えます。根拠のない批判や口出しは控えるようにしましょう。

こうして支援体制を整えていきますが、これは不動のものではありません。患者さんの容体や治療の進行具合、ご家族の状態、環境の変化などによって、何度でも見直しましょう。

例えば、入院中は子どもがキーパーソンとして医師との面談やさまざまな手続きをこなし、退院後は妻がキーパーソンとして患者さんの世話をするといった例は多いものです。状況に応じて柔軟に体制を組み替えていくと、よりスムーズに患者さんをサポートできるでしょう。

## 協力と連携

### 役割分担をする

がん患者に対する支援にはいろいろな役割があります。たとえば、

- 身の回りの世話、看病
- 家事や子どもの世話
- 仕事の手伝い、名代（代理業務）、連絡
- 情報収集
- 患者さん・医療機関との連絡係
- 治療費用・生活費用の援助
- 精神的な援助

などです。

キーパーソンは患者さんにどんな支援が必要か、誰にどんな支援を頼めるかを考え、支援を依頼していくとよいでしょう。ただし、全員が納得していることが大切です。そして、みんな平等に同じだけ負担しなければいけない、というわけではありません。

病状によっては患者さんの身の回りのお世話や看病が非常に労力を要することがあります。「自分のために、妻が座る暇もなく動き回っているのを見ると、申し訳なくて何も頼めない」と、おっしゃっている患者さんがいました。誰か1人に重い負担がかかっていると、患者さんも恐縮して頼みたいことも頼めなくなってしまいます。みんなで分かち合うことは、患者さん

のためにも必要なことなのです。

家族だけではなく、近隣の方や友人にも視野を広げ支援体制を考えましょう。もちろん、公的サービスも積極的に利用してください。

## 率直に話し合う

支援体制を整えようとしても、ささいなことをきっかけにまとまらないことがあります。たとえば、家事や看病の負担割合、治療方針などについて、口論になることがあります。

また自称「知識のある人」や、費用負担額の大きい人がキーパーソンの他にいて、体制をコントロールしようとする場合があります。そういった方が、患者さんや医療者と密接にコミュニケーションをとってくれるならキーパーソンをお任せするという選択もありますが、そうでない場合は、他の支援者も遠慮してしまい、患者さんの意思が置き去りにされたり、意見がまとまらなかったりします。

このように支援体制のバランスが崩れてしまうことはよくあります。そうした場合は、

- コミュニケーションの機会を増やす
- 患者さん、ほかの支援者の意見と併せて書き出してみる
- 医療者による説明の機会に出席してもらう

などのようにして、治療法の決定は患者さんの希望を中心として、みんなで行うものだということを再確認してもらうとよいでしょう。

意見を出してくる人には「提案をありがとう。あなたの提案について主治医を交えてぜひ検討させてもらいたい」などと、声をかけてみましょう。

# 医療機関との連携

## 医療者への不信感の理由とは

がんでは初期治療が終わってからも、医療関係者と長くつきあっていくことになります。

一般には、手術をして退院し、定期的に検査を受け、5年経ってようやく完治とみなされます。医師と信頼関係を築けなければ、安心して治療を受けることができず、患者さんにもご家族にも大きなストレスとなってしまいます。

ところが意外と、医療者への不信感を抱いたり、遠慮や気兼ねからこちらの希望を言えなくなってしまう不幸なケースは多いのです。

その原因として大きいのは、医師が非常に忙しいということです。

本来なら医療者は、患者さんやご家族が理解できるように十分に説明をし、意思を確認しなければならないはずですが、現実には難しく、日本の医療界の課題でもあります。

医師はたくさんの患者さんを受け持っているので、1人の患者さんを診察した後も多くの患者さんを診なくてはなりません。誰かへの面談時間が長くなった分、他の時間が削られるのです。そそくさと説明を切り上げ、診察や面談を終わらせようとするのを見て「説明が足りない」「冷たい」と感じる方は多いのですが、実際にはそうした事情があるので、それを踏まえて患者さんの方もなるべく短い時間で効率よく必要なコミュニケーションをとるようにするとよいでしょう。

## 効率的なコミュニケーションを考える

まず、医師から病状や、治療方法について説明があるときには、ご家族はできるだけ患者さんに付き添い、一緒に医師の説明を聞くようにしてください。医療機関側もそれを望んでいるので、説明があるときには「ご家族も一緒に来てください」といわれることでしょう。

患者さんも家族がそばにいれば安心できますし、後で説明の内容を確認し合えます。

またメモを取ったり、録音したりするとよいでしょう。「理解できなかったことを後で確認したいので」「説明の内容を忘れないために」と、断れば同意してもらえるでしょう。後々言った、言わないと争うことは医師にとっても避けたいのです。説明した内容をその場でパソコンに打ち込み、患者さんに確認してもらい、印刷して渡している医療機関もあります。

「医師は忙しいのだから急がなければ」と焦る必要はありません。

質問は事前に書き出しておきましょう。その場で思いついたことを成り行きで質問していると、肝心のことを聞けなくなったりします。また、まとめてみると、質問によっては主治医ではなく、別の人に聞けたり、調べればわかることもあります。主治医でなくては聞けないことを3つほどに絞っておくとよいでしょう。

ぜひ、患者さんやご家族に知っておいていただきたいのがチーム医療のことです。

## チーム医療

がん治療では、チーム医療が推進されています。とくに病院などそれなりの規模の医療機関では基本になっています。

チーム医療とは、主治医が中心となりつつ、病人の情報を院内で共有し、複数の医療従事者が分業で治療にあたることです。看護師、理学療法士、薬剤師、医療ソーシャルワーカー、その他いろいろなスタッフが関わります。医師も病理や内科、外科、放射線科、麻酔科など多くの医師がそれぞれの専門で治療に関わっています。在宅治療中や、退院後には地域の医師や、訪問看護師などが加わることもあります。

私のような精神腫瘍医もその一人です。つまり、チーム医療では、質問や相談をできる相手がたくさんいるのです。

それぞれの役割を大まかに理解しておくと、相談先を考えるのに役立ちます。迷う場合は看護師に聞くと、相談先を教えてもらえます。

### チーム医療の役割

| | |
|---|---|
| 医師　主治医（担当医）、その他各専門医 | 病状説明、診断、治療、薬の処方、治療効果の評価 など |
| 看護師 | 不安や痛みなどの聞き取り、医師の説明の補足、他の医療者との連携 など |
| 薬剤師 | 調剤、服薬指導、薬に関する情報提供 など |
| 理学療法士・作業療法士・臨床心理士 | リハビリ、心理療法、カウンセリング など |
| 医療ソーシャルワーカー、その他 | 患者や家族からの相談窓口 |

# 理想の看病とは？

## 理想的な看病をするにはどうしたらいいか

### ふだんどおりに接する

「理想の看病とはどういうものですか？」と聞かれたら、私はいつもこう答えます。

「今までの生活をできるだけ変えないことです。患者さんにもふだん通りに接してください」

こういうとみなさん「えっ？」という表情をされますが、実は患者さん自身もそれを望んでいるのです。

どなたも患者さんのために、懸命に看病されます。やさしく言葉がけをし、かいがいしく世話を焼きます。趣味をやめたり、仕事を辞めて、看病に専念するという方も少なくありません。

しかし前にも言いましたが、がん治療は長期戦です。何年も全力では走れないのです。

患者さんにとっても、自分のために愛する家族が苦労をし、不便な思いをしている状況は居心地の悪いものです。

ですから、その時できることを淡々と行うのがよいのです。ご家族が心身ともに健康で、笑顔で患者さんに接することができるのが、理想的な看病なのです。

## ストレスを認める

長引く看病はストレスがたまるものですが、それを心の中に押し込めたり、「私は大丈夫です」と気づかないフリをすることもあります。

私と何気ない会話を交わしただけで、涙がこぼれそうになるのに……。

少し肩の力を抜いて、ストレスがあることを素直に認めましょう。家族ががんになって、ストレスを感じない人はいません。

患者さんにも、看病がいかにつらいものか理解してもらう必要があります。ご家族は病気と闘っている患者さん本人には知られまいとすべてをがまんする傾向があります。

患者さんに気がねさせる必要はありませんが、「どんなことがたいへんか」「こんなことで悩んでいる」「こんなとき困る」など、自分が感じている苦労や悩みを共有できると、患者さんの方も家族の具体的な事情が理解できるので、結果的にストレスが減ります。

ご家族や友人に愚痴を聞いてもらうだけで気が晴れることもあります。

解決の難しい悩みや、誰に相談して良いかわからないことは、看護師に相談してみてください。必要に応じて、私のような精神腫瘍医も力になります。

家庭内のこんなことまで話してよいのか、と思うかもしれませんが、私たちは患者さん本人だけではなく、家族単位でがん患者だと捉えています。

ご家族の心身が健康なことが、患者さんの回復には不可欠だと考えているのです。

# 治療の記録

## がん日誌は貴重な情報源

治療の記録をつけることは、ぜひともお勧めしたいことです。患者さん本人がつけるのが基本ですが、家族が聞きとって記録していることもあります。

人間の記憶はすぐにあやふやになってしまいます。またその時々で同じ情報に接しても感じ方や考え方が異なります。治療の経過やその日の体調など記録しておくと、治療を続けていくうえで貴重な資料になります。

例えば、抗がん剤治療では、どんな薬をいつ、何日間飲んだか、どんな副作用が出たか――。検査を受けたときには、どんな検査だったか、結果はどうだったか、などを記しておきます。

このように記録をつけておくと、次のようなメリットがあります。

- **患者さんの体調が、治療や病状、行動、食事によってどのような影響を受けたかわかる**
- **治療内容や病状を共有しやすい**
- **医師に、患者さんの状態や変化を伝えやすくなる**
- **治療の記録や、病状の変化などの経過を辿ることができる**
- **客観的に治療全体をふり返ることができる**

「今日は何時に起きた」とか「○○に行った」とか、その日の行動も付記しておくと、体調との関係もわかりますし、記憶を呼び戻す助けにもなります。

また、そのときの気持ちを記録している人もいます。

がん治療中は本当に心を揺さぶられるような局面があります。しかし、当時はショックで受け入れがたいと思ったできごとも、知識や経験を得た後では、うまく対処できるようになっています。こうした成長を「心的外傷後成長《しんてきがいしょうごせいちょう》(186ページ)」といいます。このように自分自身が成長して、強くなっていることを知ることができるのです。

がん日誌、日記のスタイルは自由です。最近ではスマホやパソコンでつけている方も多いです。エクセルで体温、体重、血圧のグラフをびしっと作成して、きれいに印刷して、病院に持参されている方もいます。もちろん手書きでかまいません。

いずれにしても、家族で共有したり、後で必要なときに読み返しやすい形式がよいでしょう。

診察時にはぜひ持参してください。主治医に、自宅での患者さんの状態を的確に伝えることができます。

こうして、1年、2年と書き続けていくと、回復の様子がとてもよくわかります。

「去年は体調があまりよくなかったけど、今年は検査結果も問題ないし、順調だね」

などと、私も一緒に振り返ることがあります。

それがまた患者さんの励みになるのです。

## がん日誌 例

### 必要項目

- 日付
- 体重
- 食事量
- 薬の名前
- 治療開始からの日数
- 投与スケジュール
- 薬の投与
- 体の状態
- 薬の副作用
- 診察日
- 検査・検査結果
- 自由記述

| | 薬の名前 | 剤形 | 投与方法 |
|---|---|---|---|
| あなたの治療内容とスケジュール | ○○○○<br>○○○○<br>○○○○ | ○○○<br>○○○<br>○○○ | ○○○○○○○○<br>○○○○○○○○<br>○○○○○○○○ |

| | | | | | | | | | | | | | | | |
|---|---|---|---|---|---|---|---|---|---|---|---|---|---|---|---|
| 治療開始からの日数 | | 1日目 | 2日目 | 3日目 | 4日目 | 5日目 | 6日目 | 7日目 | 8日目 | 9日目 | 10日目 | 11日目 | 12日目 | 13日目 | 14日目 |
| 日付（月／日） | | 2／1 | 2／2 | 2／3 | 2／4 | 2／5 | 2／6 | 2／7 | 2／8 | 2／9 | 2／10 | 2／11 | 2／12 | 2／13 | 2／14 |
| 検査日（診察日） | | | | | | | | | | | | | | | ★ |
| 薬の投与 | ○○○○ | | | | | | | | | | | | | | |
| | ○○○○ | | | | | | | | | | | | | | |
| | ○○○○ | ○ | ○ | ○ | ○ | ○ | ○ | ○ | ○ | ○ | ○ | ○ | ○ | ○ | ○ |
| | | ○ | ○ | ○ | ○ | ○ | ○ | ○ | ○ | ○ | ○ | ○ | ○ | ○ | ○ |
| | | | | | | | | | | | | | | | |
| 体の状態 | 大丈夫 | | | | | | | | | | | | | | |
| | つらい | | | | | | | | | | | | | | |
| | とてもつらい | | | | | | | | | | | | | | |
| 薬の副作用 | 吐き気 | | | × | × | | | × | | | | | | | |
| | 口内炎 | | | | | | | | × | × | | | | | |
| | 下痢 | | | | | | | | | | | | | | |
| | におい | | | | | | | ×× | × | × | | | | | |
| | だるさ | | | | | | | | | | | | | | |
| | 痛み | | | | | | | | | | | | | | |
| 気づいたこと困ったこと | | | | ○○<br>○○ | | | | ○○<br>○○<br>○○ | | ○○<br>○○ | | | | | |
| 不安なこと悩んでいること | | | | | | | | | | | | | | | |

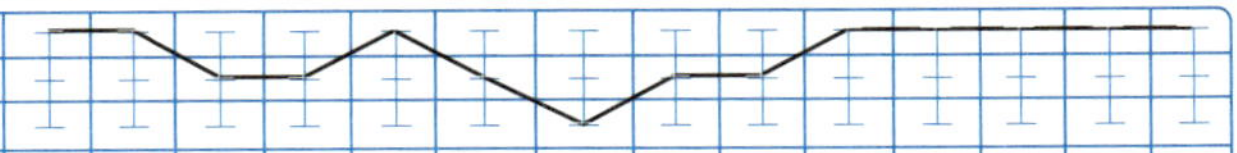

| | | |
|---|---|---|
| 検査結果 | ○○○○○○○○<br>○○○○○○○○ | |

## クリティカルパス

各医療施設が出しているクリティカルパス（クリニカルパス）もがん日誌と一緒にすぐに参照できるように保管しておくと役立ちます。

クリティカルパスとは検査や手術、医療処置、食事、入浴などの予定を記した計画表です。これから受ける治療や療養に関する予定を知ることができる大事な資料です。

各病院が独自に作っているものと、標準化されている基本パスがあります。

入院中の治療契約について示したものや、5年、10年先までの診療計画について示したもの、また病気別、治療法別などいろいろな種類があります。

## クリティカルパス　例

胃がん　胃切除術基本パス

様　　歳　　　　担当看護師:

| 経過 | 入院日〜 | 手術前日 | 術後6日目 | 手術後7日目 | 手術後8日目〜14日目(退院) |
|---|---|---|---|---|---|
| 月日 | 月　日〜 | 月　日 | 月　日 | 月　日 | 月　日〜　月　日 |
| 治療・処置 | | おへその掃除を行い寝る前に下剤を飲んます。希望があれは | | 抜糸をします。 | |
| 食事 | 普通食もしくは治療食がでます。 | 21時以降は何も食り飲んだりできま | 柔らかいご飯になります。ご希望があれば，主食は米飯に変更できます。（ゆっくりとよく噛んで食べましょう。） | | |
| 点滴 | | | | | |
| 検査 | 外来で行わなかった検査（胃カメラ・CT・心電図・呼吸機能・レントゲン・血液検査など） | | | 血液と尿の検査をします。 | |
| 活動 | 活動に制限はありません。 | | に制限はありません。 | | |
| 清潔 | お風呂に入りましょう。 | 入浴し、爪が伸びている人は切りましょう。 | ーを浴びてみましょう。 | | |
| 説明・指導 | 看護師より入院生活のオリエンテーションがあります。術前機能訓練を説明します。（痰の出し方・うがい・深呼吸・体の動かし方）医師より手術について説明があります。（説明後、同意書に記名してください） | 準備物品を確認させていただきます。（記名をしましょう） | 士より、退院前の栄養指導があります。かたと一緒に聞いてください。）事・点滴が変わる事があります。の食事の1/4量となります。があります。（必要時、追加治療の説明が 術後8日目以降で退院できます。 | | |

注1）病名等は、現時点で考えられるものであり、今後、検査等を進めていくにしたがって変わることもあります。
注2）入院期間については、現時点で予想されるものです。

# がんについて話す

## 患者ががんについて知ることは当たり前

### がんの告知は必要

患者に病名を伝えることを「告知」と呼んでいますが、そのほかに病状の変化や、転移・再発などを告げることもそう呼びます。

かつては患者さんが動揺したり、絶望したりしないように本人への告知は避け、家族にだけ知らされるのが普通でした。

しかし今は、がんは治療を行って治す病気という認識になってきていますし、患者さん自身が治療を選択する時代です。自身の病状を正しく知らずして、適切な選択ができるわけがありません。医療者側も、本人への告知は当然する前提で、どのように伝え、どのように患者さんをサポートするかに力点を移しています。

患者より先に家族だけに知らせることも原則的にありません。

また、患者さんに衝撃を与えまいとするあまりに、医師があいまいな言い方をしたのでは、患者さんは自分の状況がはっきり認識できません。ですから告知の際は、事実をありのままに、わかりやすく伝えるのが鉄則となっています。

ですが、同じ事実を伝えるとしても、事前に重要な知らせであることを告げたり、静かな落ちつける環境を用意したり、労わりの言葉や態度を示すことで患者さんの衝撃をやわらげることができます。

同席するご家族も、患者さんが医師の話を理解できているかを気遣い、なるべくゆっくり穏やかに説明してもらうようにしましょう。

## 告知をしてほしくないというご家族も

特別な場合、たとえば患者が高齢で心身の状態が良くない場合などを除いて、告知をしないという選択肢はないと考えてください。

ところが今でも、「もしもがんだったら、本人がショックを受けて自殺するかもしれないから、絶対に言わないで」と、強硬に告知に反対されるご家族がいます。また「患者をフォローする自信がないから告知はしないでほしい」という方もいます。

しかし、もし告知をしなかったら、患者さんは自分の意思を表明する機会を奪われます。それに、治療の途中で、必ず気づくときが来ます。みんなが隠しているのでは？　と疑心暗鬼になり、誰にも心を開けず、苦しい日々を過ごすことになってしまうのです。

逆に、告知されれば、精神的なショックは大きくても、家族と一緒に受け止められます。はっきり病名を知ることで、積極的に治療に参加できるようになるのです。

がん告知に対する意識調査の結果では、「自分ががんに罹患した場合は告知してほしい」という回答が大半を占めています。

ご家族は告知の目的を理解し、その場に同席して患者さんを支えてあげてください。

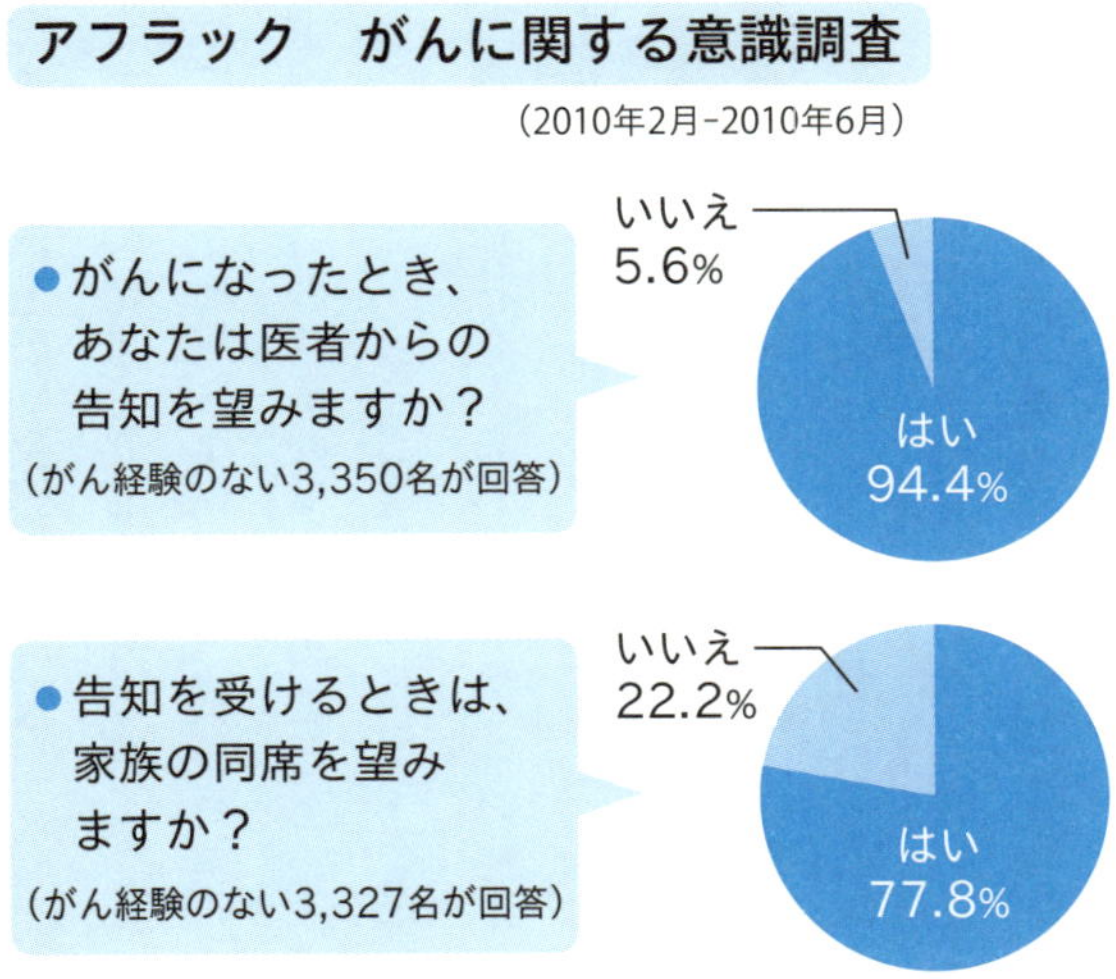
アフラック　がんに関する意識調査
（2010年2月-2010年6月）
●がんになったとき、あなたは医者からの告知を望みますか？
（がん経験のない3,350名が回答）
いいえ 5.6%
はい 94.4%
●告知を受けるときは、家族の同席を望みますか？
（がん経験のない3,327名が回答）
いいえ 22.2%
はい 77.8%

告知を望む人が大半を占める

## 衝撃が大きいとき

がんが再発することがあります。再発とは、がんを一度治療した後、残っていた小さながんが再度出現したり、小さくなったがんが再び大きくなったり、転移して見つかったりすることをいいます。

再発の告知について、多くの患者さんが「初発のときとは比べものにならない大きな衝撃を受けた」と語ります。冒頭の亀田さんも、再発の告知では初発のときより大きな衝撃を受け、思わず取り乱すご様子も見せています。

治ると信じてつらい治療に耐え、どうやら克服できたと安堵した矢先の再発……。これまでのがんばりをすべて否定されたような気分に陥ってしまうのかもしれません。

また、治療の効果が思うほど良くなかった場合も、その結果を知ることは、患者さんやご家族に大きな衝撃となります。怒りや無力感、絶望感にとらわれるのは当然のことといえます。

このように衝撃が大きいとき、不安や抑うつなどの症状があらわれたり、痛みや不眠などを訴えることも少なくありません。

ご家族は衝撃がおさまるまで、患者さんの様子を慎重に見守ってください。

そばに寄り添って、一人ではないことを知らせ安心してもらいましょう。

患者さんが「死にたい」と口にすることもあります。そのときは「どうして死にたいの?」と聞いてみてもよいでしょう。

不眠などがあらわれたら、医師に知らせます。

## 告知の衝撃に寄り添う

どれほど告げ方に気を遣っても、1章でも述べたとおり、告知の衝撃は大きいものです。

しかし、こうした困難な状況にあっても、

- 社会的なサポートを十分に活用している
- 自己評価が高い
- 家族の結束が強い

という場合は、患者さんのQOLが保たれ、苦痛が緩和されるという報告があります。

ご家族も大きなダメージを受けることと思いますが、つらいとき、心がくじけそうになったときこそ、家族でコミュニケーションを図り、積極的にサポートを求めるようにし、周りの力や行政のサービスを利用しましょう。

# 誰にがんを伝えるか

## 患者さん本人の意向を踏まえて判断

誰に、どこまで伝えるか、悩ましい問題です。

患者さんの勤め先には、協力を頼む必要があれば伝えます。療養で休むことも増えますし、出勤しても治療中や病後は以前より体力が落ちていることも多いものです。

親族や友人に話す場合は、患者さんの要望を聞き、知らせる範囲を決めます。伝える内容も進行度や治療の副作用など、すべてを話す必要はありません。

「大腸がんで、×日から○○病院に入院して手術を受けるから、家のことを手伝って」などと要望を一緒に伝えてもいいでしょう。

聞かされた方もショックを受けます。がんを知った親族が、心配して頻繁に電話をかけてきては電話口で泣き出すので、対応に困ったという方や、驚いた友人が入院先に押しかけてきたという方もいました。もちろん支援者や相談相手として頼りになることもあります。

話すことの負担が大きい場合は人に頼んでもいいでしょう。知らせてほしい相手と、知らせる内容を伝えます。

いずれにしても、最優先にすべきことは患者さんの闘病を支えることです。折りを見て事後報告、という選択もあり得ると私は思います。

# 子どもにがんを伝える

## 年齢に応じた対応をする

　両親のどちらが病気になっても、子どもは大きなショックを受けます。だからといって隠してもただならぬ雰囲気が漂っていることを、敏感に察知しているものです。よけいに不安に駆られてしまいます。ですから、年齢に応じて言葉は変えても、真摯な態度で伝えましょう。

### ●幼児の場合

「パパが病気になったけれど、今お医者さんが一生懸命治してくれている。パパもがんばっているし、お母さんもよくなると信じている」と端的にわかりやすく話しましょう。

　さらに、親が病気になったのはあなたのせいではないと、はっきり伝えます。幼い子は、「自分が悪い子だからパパが病気になったのだ」という罪悪感を持つことがあります。誰のせいでもないと納得すると安心します。

　心配して、何度も同じことを聞いてくるかもしれません。不安でいっぱいなのです。根気よく耳を傾け、「お医者さんと一緒に精いっぱいがんばっているからだいじょうぶよ」と、声をかけましょう。

　また、寝る前に絵本の読み聞かせをしたり、一緒に散歩をしたり、できるだけ子どもとスキンシップをとるようにしてください。

## ●小学生の場合

低学年では、がんという病気を理解することが難しい場合は簡潔に、

「パパが病気になって、今病院で治してもらっているの。あなたが風邪をひいたときも病院に行ってお薬もらって、よくなったよね？」

と、子どもの経験に例えていうとわかりやすいでしょう。

高学年でそれなりに理解力もある場合は、

「パパはがんという病気になったの。おなかにこぶができて取らなくちゃいけないのよ」

と具体的に話しましょう。

## ●中・高生の場合

理解できるようであれば、現状をありのままに伝えてください。ただし、がんについて、あらためてどういう病気なのか教え、回復のために最善を尽くしていると伝えましょう。同時に学校生活や部活動、進路などに影響がないことを話すと落ちついて生活できるでしょう。必要に応じて学校の担任教師や、保育者に伝え、見守ってもらいましょう。

今後起こり得ること、例えば抗がん剤治療の副作用などについても、あらかじめ話しておけば、比較的冷静に受け止められるでしょう。

何か決定するときは、子どもも話し合いの場に参加することが大切です。小さな子でも薬の時間を知らせるなど、簡単な用事を任せると「役に立てる」と自信を持てます。

子どもが何歳であっても、なるべく一緒にいる時間を持ち、なにが起きているかを年齢相応に伝え、ふだん通りの生活を続けることが大切です。

# 治療選択を支える

## 治療法を決定するまでの流れ

### 最終決断は患者さん本人の意思

治療法を決定するまでには、いくつかのステップがあります。そのつど、患者さんとじっくり話し合って、最善と信じる道を選んでいきましょう。こうして一つひとつのステップを納得して踏んでいくことによって、前向きに治療に取り組めるようになるのです。

では、治療法を決定するまでのプロセスを、ここで確認しておきましょう。

**①がんの診断を受け入れる**

がんと診断されてもすぐには信じられず、否認したり落ち込んだりする人がほとんどです。しかし、徐々に落ちつきを取り戻し、自分が、がんであることを受け入れられるようになります。これがはじめの一歩です。

**②自分の病気について知る**

がんについてさまざまな情報を集めましょう。誤解していたり、思い込んでいた部分が意外に多いことに気づくでしょう。正しい知識を持つことが大きな力となります。

**③標準治療を理解する**

がんの種類別、病期別に標準治療が決められています。これは今、もっとも効果が高いとして推奨されている治療法です。第一選択として、医師は勧めるでしょう。どのような治療法なのか、なぜ最良の治療法なのか理解しましょう。

## ④自分にとって最善の治療法を知る

標準治療を選ぶこともできますし、それ以外の治療法を選ぶこともできます。

患者さんの人生観や死生観、ライフスタイル、仕事や家族の状況、年齢などによって、最善の治療法は異なってきます。患者さんにとっての最善は何か考えてみましょう。

## ⑤治療後の状態と対処を知る

その治療を受けた場合、どのくらい生活に支障が出るのか主治医によく聞きましょう。例えば、胃や大腸を切除したらどんな後遺症が残るのか、そのときどういうふうに対処すればいいのか。あるいは、抗がん剤治療によってどんな副作用が出るのか、軽減する方法はあるのか。

その治療によって起こり得ることを、しっかり把握しておきましょう。

## ⑥状況によってセカンドオピニオンをとる

インフォームド・コンセントが十分で、納得できれば治療法を決定します。

まだ不安や疑問が残っていたり、念のために他の医師の意見も聞きたいなどと思うときは、遠慮せずセカンドオピニオンをとりましょう。

## ⑦治療法を決定する

主治医と再度しっかり話し合います。複数の選択肢がある場合は、各治療法のメリット・デメリットも熟慮して、治療法を決定します。最終的に決めるのは、患者さん本人です。

# がん治療の奏効率を考える

## 「患者自身のがん」とは

治療法を選択する際、さまざまな情報に接することでしょう。それらを比較検討する際に必要なのが、がんである患者さんの、病状を客観的に把握していることです。

具体的には、2章で説明したような、がんのある部位（原発巣、転移巣）、がんの種類、性質、進行度です。

がんの治療効果（奏効率）は治癒率○%、生存率○%、延命率○%など確率であらわされていることが基本です。

こうした確率を見て、「高い方が安全だな」などと考えると思いますが、こうした統計上の数字はがんの種類や病期、医療機関、患者の体調、年令などにより異なってきます。患者さんご自身の状況と、条件が近い人を母数とした統計である必要があります。

がんの種類、病期のほか、たとえば胃がんであれば胃のどの部分にがんができているか、合併症の存在などを把握して検討しなくてはなりません。年齢、体型などでも変わってくることがあります。

それらを総合して、もっとも治療効果が高いと考えられている治療法が「標準治療」です。

## 標準治療は最良の治療法

がん専門医であれば、まず勧めるのは「標準治療」です。

標準治療とは、現時点で科学的な根拠に基づいて、もっとも効果があると認められている治療です。

これは、がんの種類別に、病期ごとに決められています。各学会が作成する診療ガイドラインにも記載され、どの医療機関でも同じ認識となるように共有されています。

たとえば、大腸がんであれば、Ⅰ・Ⅱ・Ⅲ期とⅣ期の一部は外科手術を行い、さらにⅡ期の一部とⅢ期以上は術後に補助的に抗がん剤治療を追加する。また、Ⅳ期の多くは抗がん剤治療を行う、という具合です。実際にはもっと複雑ですが、おおよそこのようになっています。

「標準」という言葉から、ごく一般的な治療と思われがちですが、実際には「最良の治療法」という意味で用いられています。

ですから、「これが大腸がんの標準治療になっています」と医師が言ったとしたら、もっとも推奨される最良の治療法という意味です。科学的な根拠のある、現時点での最適な治療法といえます。

「それより、先進医療を受けたいです」とおっしゃる患者さんがいますが、先進医療のほうが効果が高い、というわけではありません。

先進医療は開発中の治療法で、その効果は未知数です。臨床試験を繰り返し、それまでの標準治療より有効と証明されれば、その治療法が新たな標準治療となります。

## 奏効率だけではなく総合的に判断

治療法が示されたら、どの程度の効果が期待できるのか、副作用や後遺症が出る可能性はあるか、あるとすればどの程度か、再発のリスクはどのくらいか、などについて確認しましょう。

また、病期のほか、患者さんの年齢や体調、持病の有無などを総合的に判断して、標準治療以外の治療法も、選択肢として提示されることがあります。選択肢には治験といって、未承認、適応外の薬、治療法の臨床試験が行われている場合もあります。期待できる効果だけではなく、リスクについてもよく確認します。

このように複数の選択肢を示された場合は、それぞれの治療法のメリットとデメリットも確認しておきましょう。

もちろんメモや録音などで記録しておきます。

このほか、不安や疑問点がある、医師の話が理解できない、納得できない、他に治療法はないのか知りたい、などのときは遠慮せずに聞くようにしてください。

治療法は主治医と相談しながら決めていきますが、最終的な判断をするのは患者さん自身です。ご家族は、患者さんが最良の選択ができるように、できるだけ一緒に医師の説明を聞き、情報を集め、相談に乗りましょう。

回復の見通し、術後のＱＯＬ（生活の質）、ライフスタイル、価値観、通院の負担なども考慮し、患者さんの納得のうえで決めることが大切です。

# セカンドオピニオン

## セカンドオピニオンを活用する

セカンドオピニオンとは、今かかっている主治医以外の医師から受ける「第2の意見」です。

医師の説明に納得できない、他に治療法がないのか知りたい、本当にその診断や治療法が妥当なのか他の医師の意見も聞きたいという場合に患者側から申し入れます。

主治医が気分を害するのではないか、失礼ではないかと、心配する必要はありません。

最近は、患者さんが申し出る前に、医師のほうから「セカンドオピニオンをとりますか？」と聞くケースも多くなっています。

セカンドオピニオンを受けて、双方の医師の治療方針が一致していると、安心して治療に臨めます。異なる治療法を示された場合も、選択の幅が広がり、より納得して選べるでしょう。

第一選択の標準治療でも、医師によって多少考え方や病期の分類が異なることがあります。

例えば、2センチの乳がんが見つかった患者さんの場合、ファーストオピニオンでは乳房全摘を勧められましたが、セカンドオピニオンでは部分切除でよいといわれました。

治療法はそれぞれのメリット、デメリットをよく比較して決めるとよいでしょう。必要であればサードオピニオンをとってもかまいません。

## セカンドオピニオンの流れ

セカンドオピニオンをとるには、まず今かかっている主治医にセカンドオピニオンを受けたい旨と目的を伝え、病状を確認します。できるだけ早く治療に取り掛からなければいけない場合もあるからです。セカンドオピニオンをとるのには、医療機関や病状によって異なりますが、少なくとも2週間または、それ以上の期間を要する場合もあります。

まだ時間にそれだけの余裕があるとわかったら、紹介状、各種検査データ、画像診断フィルムなど、必要な資料を用意してもらいます。

セカンドオピニオンを受ける医療施設は、自分で「セカンドオピニオン外来」を設けている病院を探してもかまいませんし、がん診療連携拠点病院のがん相談支援センターでも、紹介してくれます。

どの医療機関で受けるか決まったら、その施設の窓口に電話をして必要な手続きを確認し、予約します。セカンドオピニオンの費用は自己負担になり、病院によって異なります。

受診の際は、これまでの経過や疑問点、自分の希望（治療選択において優先させたいこと）などをメモして持参すると、時間を有効に使えます。できるだけご家族も付き添い、情報を共有しましょう。

その後、元の病院に戻って結果を報告し、改めて今後の治療方針について、主治医と話し合います。場合によっては、セカンドオピニオン先の医療施設での治療を受けることになる場合もあります。

# 治療を断ってもいい？

## 患者さんの決断を見極める

どうしても治療について気が進まない、もう少し考えたい、なにか事情があるときなどは、治療を延ばすという選択肢もあります。

抗がん剤の治療を2週間延期したいという患者さんがいました。理由を聞くと、2週間後にお子さんが留学するので出発までの日をなるべく体調良く、家族一緒に過ごしたいということでした。主治医の許可も得られ、ご本人も満足して治療に臨んでいました。

直ちに治療に入らなければいけないなど、病状によってはそれが許されない場合もあります。

こうしたケースとは別に、患者さんが治療を途中でやめたい、あるいは最初から受けたくないというケースもあります。

ご本人の人生観や価値観、信念に基づいての決断なら、最終的に治療法を選ぶのは患者さんなのですから、その意思は尊重しなければなりません。

しかし、実際にはうつなどの精神状態がいわせていたり、誤った情報を信じ込んでいたり、感情に流されたりなど、本来の自分の意思ではない場合もあります。

乳がんで部分切除した南栄子さん（診断当時43歳）は、再発予防のために術後に行う、抗がん剤治療、放射線治療、ホルモン療法をすべて拒否しました。治療すれば効果が見込めるだけに担当医も本心がつかめず、困り果てて私のところで受診することになりました。

栄子さんにどうして治療を受けないのか聞くと、最初の抗がん剤治療がつらくてすっかり怖くなった、といいます。そこで私は栄子さんの本来の意思ではなく、恐怖心が治療を拒んでいることがわかりました。栄子さんが落ちついたタイミングで、「再発したらもっとたいへんだよ」と声をかけると、栄子さんははっとされました。

先のことを考えられなくなるほど治療が苦痛だったのですね。栄子さんはやはり治療を続けることにしました。副作用へのケアも初回よりさらに慎重に行い、心理療法も行った結果、副作用の苦痛は予想より少なく済んだようです。

このように、なぜ治療をやめたいのか、その理由を突き止めることが必要です。この作業はご家族には難しいので、メンタルケアの専門家が行い、うつなどの精神的な病気や間違った思い込みがないか調べてもらいましょう。

**乳がん患者が術後の化学療法（抗がん剤治療）を受ける割合**

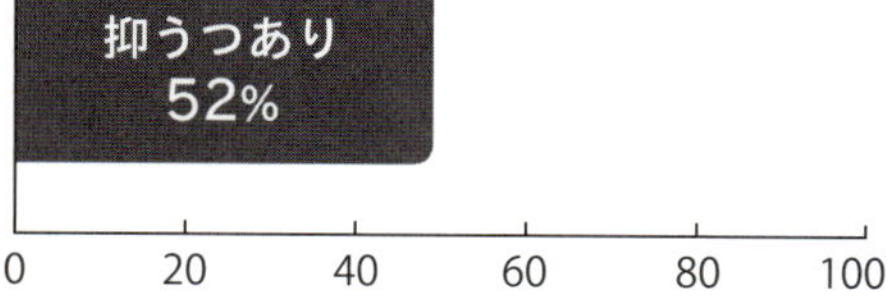


＊『Colleoni, M. et al. Lancet. 2000』より

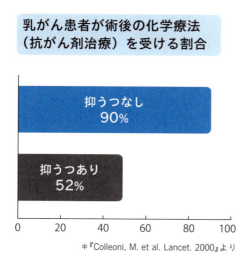

精神状態が治療意欲を左右する

# 治療生活を支える

## 入院生活

### 治療に専念できるように家族がサポート

最近は、抗がん剤治療や放射線治療は外来で行うことが増え、手術による入院も比較的短期間ですむようになっています。

もちろんがんによって入院期間は大きく異なります。外科手術が中心となり、その他の治療を外来で行う場合は7日以内の短い期間の入院も多いのですが、血液のがんでは強力な抗がん剤治療を行うため、長期入院も多いです。また同じ手術を目的とした入院でも、患者さんの体調、年齢などによっては長引くことがあります。

そして、数日の予定であっても患者さん自身が入院を渋るケースもあります。たとえば働き盛りの方は仕事が気になり、すぐには決断できないようです。

40代の長山繁さんは、急性白血病とわかり、即入院を言い渡されました。しかし、ちょうど大きなプロジェクトを任されたところだったため、「今、会社を休むわけにはいかない」と主張。治療を先延ばしにしようとしました。

「あなたは自分の命と仕事とどっちが大事なの？」と妻の亮子さんが詰め寄り、ついに繁さんは観念して入院されました。結果的にはそのおかげで命拾いしたのです。

ふだんの生活が不意に断ち切られることには、患者さんも抵抗が大きいものです。

- 治療に対する不安・恐怖
- 社会から取り残される気がする
- 収入が減る、費用がかかるなどの経済的不安
- 不便な入院生活がいや

など、ご家族は冷静に患者さんが入院を拒む理由を尋ね、相談に乗り、治療を優先させる決断を後押ししてあげてください。

## 家族の役割

入院が決まったら、おおよその日数、入院手続きに必要な書類や持ち物などを、確認しておきましょう。クリティカルパス（120ページ）も役立ちます。

家族は、話し相手になったり、洗濯、買い物、入院生活の記録、周囲との調整役、手術の付き添い、勤務先への連絡、見舞客への対応などを行うと患者さんがより快適に病院で過ごすことができます。

### 短くてよいからこまめに顔を出す

患者さんにとってもっとも嬉しいことは、ご家族が頻繁に顔を見せることです。一度に長時間、みんなでお見舞いより、手分けして回数を増やした方がよいかもしれません。

ただし、患者さんは意外と検査などで忙しくしていることがあります。家族と患者さんの予定を共有しておきましょう。

患者さんが自分自身で立ったり歩いたりできない場合はストレスをより強く感じています。要望をこまめに聞くようにしましょう。

どうしてもお見舞いの都合がつかないときもあるでしょう。もちろん食事やトイレ、入浴など最低限のケアは病院で行っています。病院で患者さんの買い物やちょっとした用事などを手伝ってくれるボランティアがいることもあります。そうした制度が利用できないか問い合わせてみましょう。

気にかけていることや、病院に行くことができない理由を患者さんに理解してもらい、精神的に安心してもらうことが大切です。病院のベッドのそばに、家族やペットの写真を飾ったりして、少しでも寂しさが和らぐようにしましょう。

## ●代弁者となる

患者さんが、主治医や看護師に何か聞きたいことや言いたいことがあっても、遠慮したり、不安があったりして、直接聞きにくいことがあります。そんなときは、ご家族が代弁者となって、双方の意思の疎通を図りましょう。

また、患者さんが勤めている場合は、職場への連絡も、ご家族が代行してください。

## ●見舞客の対応をする

がんだと聞くと、急いで見舞いに来ようとする人は多いものです。しかし患者さんは職場の人や、友人と話せるような状態ではないことも多いのです。

手術直後や抗がん剤治療中は、痛みがあったり、体力が落ちています。

また髪の毛が抜けていたり、体重が落ちた

りして容貌が変わっているとき、また、女性では化粧もしていない、パジャマ姿というときに押しかけて来られると正直迷惑な場合もあります。

患者さんの方が会いたいという人以外は、基本的には入院中のお見舞いは断ったほうがいいでしょう。

そんなときは、「家族以外は面会禁止になっているので、お気持ちだけありがたくいただきます」とか「今は話せるような状態ではないのです」と丁寧にお断りすればいいでしょう。

患者さんがお見舞いを受けたがる場合でも、意外と多いのですが、大勢で一度にきたり、うっかり長居してしまう人もいます。

にぎやか過ぎたり、長時間の面会は患者さんの負担となることもあります。他の入院患者さんの迷惑にもなります。患者さんが、見舞客が帰った後でかえって落ち込んだりすることもあります。

「せっかく来ていただいて申し訳ないのですが、主治医から面会は10分だけと言われているので」「病室にはお一人ずつでお願いします」などと断り、10分経ったら病室の外に連れ出しましょう。

相手も善意からしてくれていることなので非常に難しいことですが、ご家族が患者さんの盾《たて》となり、また懸け橋となり、患者さんを守りながら、周囲との良好な関係を保つように努めてください。

なお、最近は細菌感染を防ぐために、お見舞いの生花の持ち込みを禁止する病院が増えています。事前に確認して伝えておきましょう。

# 退院後の在宅療養

## 在宅での治療、回復を支える

### 家庭で落ちついて回復を

入院での治療がすみ、自宅へ帰り在宅での療養が始まると患者さんは入院中制限されていたいろいろなことをしたい気持ちが強く現れます。

ご家族の方も、やっと家族がそろい元通りの生活ができると期待してしまうことでしょう。

しかし患者さんの体力は入院前よりもかなり落ちています。ゆっくりと様子を見ながら回復を待ちましょう。

家族に心配をかけないように元気を装うこともありますが、家事や買い物、小さい子どもの世話などは身体的負担が大きく、入院中と同様にしばらくは家族が受け持つとよいでしょう。

また、入浴や着替えなど日常動作であっても手伝いが必要なことがあります。積極的に声をかけ援助しましょう。

入院中は医療者が身近ですが、退院すると急に遠く感じられ不安になる人もいます。

また家族も治療がある程度の期間続いて疲れが出やすい時期です。

困ったことや、不安に感じることがあったらいつでも病院に相談できることを覚えておいてください。

とくに注意したいのは発熱性好中球減少症です。抗がん剤の副作用などで血液中の好中球が減少し、免疫力が低下してしまうのです。38℃以上の熱が出たら、迷わず病院へ行きましょう。

家庭で療養中は、見舞客を歓迎する患者さんが多いようです。ある程度気力や体力が回復した証しかもしれません。どなたかとおしゃべりするのはよい気分転換にもなるでしょう。

まだ長時間しゃべりすぎたり、次々に会ったりすると、疲れてしまいます。ご家族が上手にコントロールしてください。

患者さん本人だけでなく、家族も応対に時間をとられたり、気を使ったり、ときには気持ちをかき乱されることもあるでしょう。

見舞客の応対が苦になる場合は、電話で事前に「〇分くらいなら」と断りを入れておきましょう。

## 面倒なことは考えない

お見舞いのお礼などのことで頭を悩ませる方もいます。この退院したタイミングでお見舞いをもらった人に「退院内祝い」や「お見舞いお礼」などを贈るようです。

個人的には、面倒なことや精神的な負担はなるべく少ない方がよいと思っていますので、重荷に感じられるようでしたら、もっと後のタイミングにしたり、しなくてもいいと思っています。

# 退院後の食事

## 食べる楽しみを取り戻してもらう

病状によっては食事制限があります。あらかじめ確認しておきましょう。

胃腸を手術した後は、すぐに手術前と同じ食事をとることはできません。本人が食べたがったとしても、胃酸や消化酵素の分泌が不十分なためにうまく消化できないのです。

また噛む、飲み込むなどの機能が落ちたり、食欲を刺激するホルモンの分泌も減るために食欲がなくなることもあります。抗がん剤治療の副作用なども食欲に大きく影響します。

そうしたなかで、体が回復していくためのエネルギーは必要ですから、どのご家庭でも食事にはたいへん気を使われることでしょう。

手術直後は無理に食べずに、本人が食べられるものを少量だけ摂るのでよいでしょう。消化しやすいものをよく噛んで食べます。

2週間ほどして体調が徐々に回復してきたら、少しずつ量を増やします。一度に多く食べず、回数を分けて必要なエネルギーを摂るようにするのがよいでしょう。ダンピング症候群（35ページ）にも注意します。

食べられないことは患者さん本人にとってもストレスです。少量だけ盛りつけ、食後皿に残さないようにした方が満足感や自信につながります。好みの食器を選ぶなど、気長に食の楽しみが戻るように手伝いましょう。

## 食欲がないときは

吐き気があれば誰でも食欲がなくなりますが、柑橘類などあっさりした味の食品は比較的食べやすいといわれます。本人が希望すれば、フルーツなどを少量ずつ口に入れるようにしましょう。また味付けをポン酢にすることで食べやすくなったという人もいます。

味覚や嗅覚が変わったという声もよく聞かれます。魚が好きだったという人が、煮魚の匂いが苦手になってしまったりします。

匂いの強くない食材を選んだり、冷蔵庫で冷やして匂いを抑える工夫をしている人もいます。

味覚は日によって異なることもあります。患者さんがなにを食べたいかを知り、そのとき食べられるものを食べるようにします。

## 家族も食事を楽しもう

ご家族も、食事のリズムが変わった患者さんにそのつど対応していると大変です。患者さんが食べやすいものをいくつか常備しておき、患者さんの体調がよいときにさっと出せるようにしておくと手間が軽くなるでしょう。

ご家族は患者さんを支えるためにも体力を保ち、英気を養わなくてはなりません。患者さんに気兼ねすることなく、好きなものを食べるようにしましょう。そして、そのほうが患者さんも気を使わずに、自分の要望を言えます。ただし、患者さんが苦手な匂いがある場合は、遠ざけるようにしてあげます。

# 呼吸困難があるとき

## 原因を突き止め治療する

がんが呼吸機能にも影響を与えることがあります。

患者さんが、息苦しい、喉が詰まる感じがする、空気が吸えない、などと訴えるときは、呼吸困難を起こしている恐れがあります。胸が締め付けられる感じ、胸が痛い、動悸がする、息が切れるなどと表現されることもあります。

呼吸困難の主な原因としては、肺がんの進行、胸水や腹水の貯留、気道狭窄《きどうきょうさく》、肺炎、強度の貧血、精神的なストレスなどが挙げられます。

まず医師の診察を受けて原因を突き止め、例えば肺炎によるものなら抗生物質を投与し、胸水がたまっていたら除去するなどの治療を行います。

原因を取り除くのが難しい場合は、薬物療法や酸素療法で、呼吸困難をやわらげます。

薬物療法ではモルヒネを用います。モルヒネは呼吸中枢の反応を鈍くし、呼吸数を減らして酸素の消費量や咳を抑えるため、呼吸困難がやわらぎます。

また、気道が狭くなっているときは、ステロイドホルモンが使われることもあります。ストレスが原因の場合はカウンセリングや薬物療法を行います。

## 家庭でもできる酸素療法

酸素療法とは、酸素吸入を行うことによって、呼吸困難を改善する方法です。病院でないとできないと思われがちですが、家庭でも対応できます。

酸素を供給する装置には、酸素濃縮器と液体酸素の2種類があります。

酸素濃縮器は、部屋の空気を取り込み、窒素を取り除いて、酸素濃度の高い空気をつくり出します。「カニューラ」と呼ばれるチューブを鼻腔に差し込み、その酸素を体内に取り込みます。

液体酸素は、ボンベに入った液体酸素を少しずつ気化させて、気体の酸素を供給します。

酸素を吸いながら、食事や入浴、排せつなどもできますし、外出時や移動時に便利な携帯用のボンベもあります。医師の処方があれば、健康保険も適用されます。

在宅で酸素療法を行うときは、患者さんが過ごしやすいように、室内の環境を整える、こまめに換気する、楽な姿勢でいられる工夫をする、なども大切です。

安静にしていても息苦しそうにして、呼吸の感じがいつもと違うときは、救急車を呼びましょう。肺梗塞《はいこうそく》を起こしている恐れもあります。

**在宅酸素療法に必要なもの**

- 酸素濃縮器
- 液体酸素

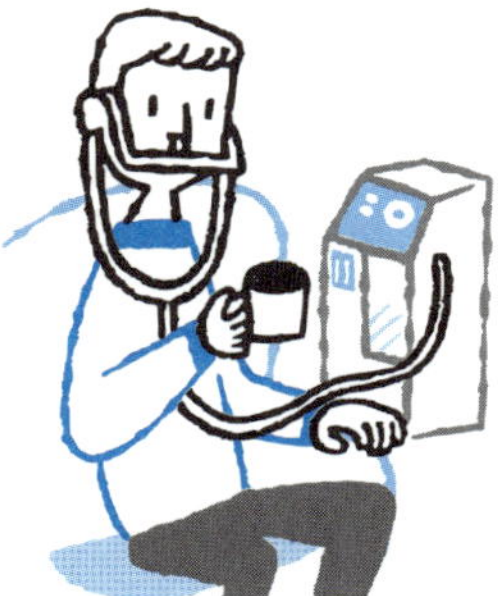

## ＱＯＬの向上にも目が向けられている

がんの治療によって身体の機能に問題が生じたり、外見が変わってしまったりします。それを補う再建手術などの研究・開発も日々進歩しています。

機能回復のための主な再建手術としては、直腸がんで肛門を切除したときに行う人工肛門（ストーマ）の設置、胃がんで胃を切除したときに胃と十二指腸をつなぎ合わせて食べ物の通り道をつくる消化管の再建、などがあります。より管理がしやすく、少しでも術後の生活が送りやすくなるように研究されています。

また、外見を整える（整容）ための再建手術として代表的なものには、乳がんで乳房摘出を行った際の、乳房の再建があります。より自然な容姿を復元することで、患者さんの喪失感を癒し、本来の活動的な生活を取り戻すことができます。

命を救うことはもちろんですが、今は、このように患者さんのＱＯＬをより高めることも非常に重要視されています。

がんを生き抜いた患者さんが、より快適に、より自分らしく生きることに、多くの医療者が価値を認めているのです。

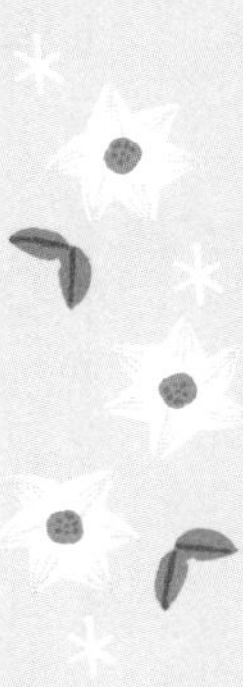

# 終末期を支える

## 正確な余命の診断は難しい

### 余命は誰にもわからない

余命の診断は大まかな目安程度です。なぜなら、その患者さんの正確な余命など、誰にもわからないからです。

患者さんに「あとどのくらいですか?」と聞かれたら、半年ぐらいとか1年ぐらいと答えることはあります。でもそれは統計上の数字であって、その患者さんの余命ではありません。

現に私の父はスキルス胃がんと診断され、余命半年といわれましたが、それから6年半も生きましたし、死因はがんではなく心筋梗塞でした。このように、医師が伝える余命はあくまでも一般論です。自分自身の余命ではないことに注意してください。

あくまでも余命はわからないのですが、悔いなく人生を終えてもらうためにアドバイスをすることはあります。

あるクリスチャンのお嬢さんは、病床洗礼を希望されました。私はこれまでにも何人か病床での洗礼を希望される患者さんに出会っています。ご家族から「2週間後に受けたい」といわれたのですが、それでは遅い可能性があったので、私は「今週末にしては？」と助言しました。なんとか間に合い、その方は安らかに天国に旅立つことができたのです。

## 患者さんの意思を尊重する

がん治療には限りがあります。医師は、その患者さんが命をまっとうして、最期のときを自分らしく迎えるために、「治療には限りがあり、できることはすべてやりました」というような話をすることがあります。抗がん剤、放射線の治療の中止を告げられたとき、患者さんやご家族を大きなショックが襲います。「何か方法はありませんか」と取りすがる方もいます。

患者さんやご家族にしてみれば見捨てられた思いがすることでしょう。

しかし、これ以上治療を続けても患者さんの苦しみが増すだけで、かえって命を縮める結果になるというケースもあるのです。

がんが全身に広がっていたり、遠隔転移が見つかった場合は、治癒は望めません。それでも、多くの患者さんは、まだ何か方法があると考えます。

いつか、抗がん剤治療を止めなくてはならないときがきます。「もう治療法はありません」あるいは「できる治療はすべてやりました」という医師の言葉は、そのときが来たことを示しているのです。

このように告げられたら、苦しい決断とは思いますが、ご家族はその意図を理解し、患者さんが幸せな人生だったと思えるように、サポートしてください。

これからは患者さんはもうつらい治療に耐える必要はありません。何かやり残したこと、行きたいところ、会いたい人などいないでしょうか。

「何かやりたいことはありませんか?」

私がこう尋ねると、みなさん話してくれます。

「家族で思い出の地に旅行に出かけたい」

「両親の墓参りに行きたい」

「ふるさとに帰って旧友に会いたい」

「ふつうに家で家族や愛犬と過ごしたい」

こういう願いも、かなえることができるのです。実際、治療にひと区切りつけることによってご家族が驚かれるほど気力を取り戻し、旅行を楽しまれた方もいます。

もちろん、治療法はないといってもなにもせずにいるわけではありません。緩和ケアなど生活の質を良くするための治療は受けられます。痛いときや苦しいときは、いつでも主治医や緩和医療医、精神腫瘍医を頼ってください。

終末期をどこで過ごされるか、検討されるのもよいでしょう。住み慣れた家での生活を希望される方もいますし、ケアを重視して介護施設やホスピスという選択をする患者さんもいます。

もっとも大切なことは、患者さんが最期までその人らしく生き抜くことです。

ご家族は患者さんの意思を尊重し、そっと寄り添ってください。

ご家族の愛があるからこそ、患者さんは絶望感に打ちひしがれることなく、命の灯を燃やし続けられるのです。

# 在宅で穏やかな時を過ごす

## さまざまなサービスがある

住み慣れた家で家族に囲まれて、自分らしい人生をまっとうしたいと考え、終末期に在宅療養を選ぶ患者さんが増えています。

その場合は、まだ食べられるうちに、動けるうちに帰ってきてもらいましょう。好きなものを食べ、好きなことをして今までどおりに過ごすのが、患者さんの最大の望みなのです。

体力が保たれている状態であれば、我が家での生活を楽しむことができるでしょう。入院中は制限されていたことを楽しもうという方も多いです。

ですから末期がんとわかった時点で（でき

### 人生の最終段階を過ごしたい場所

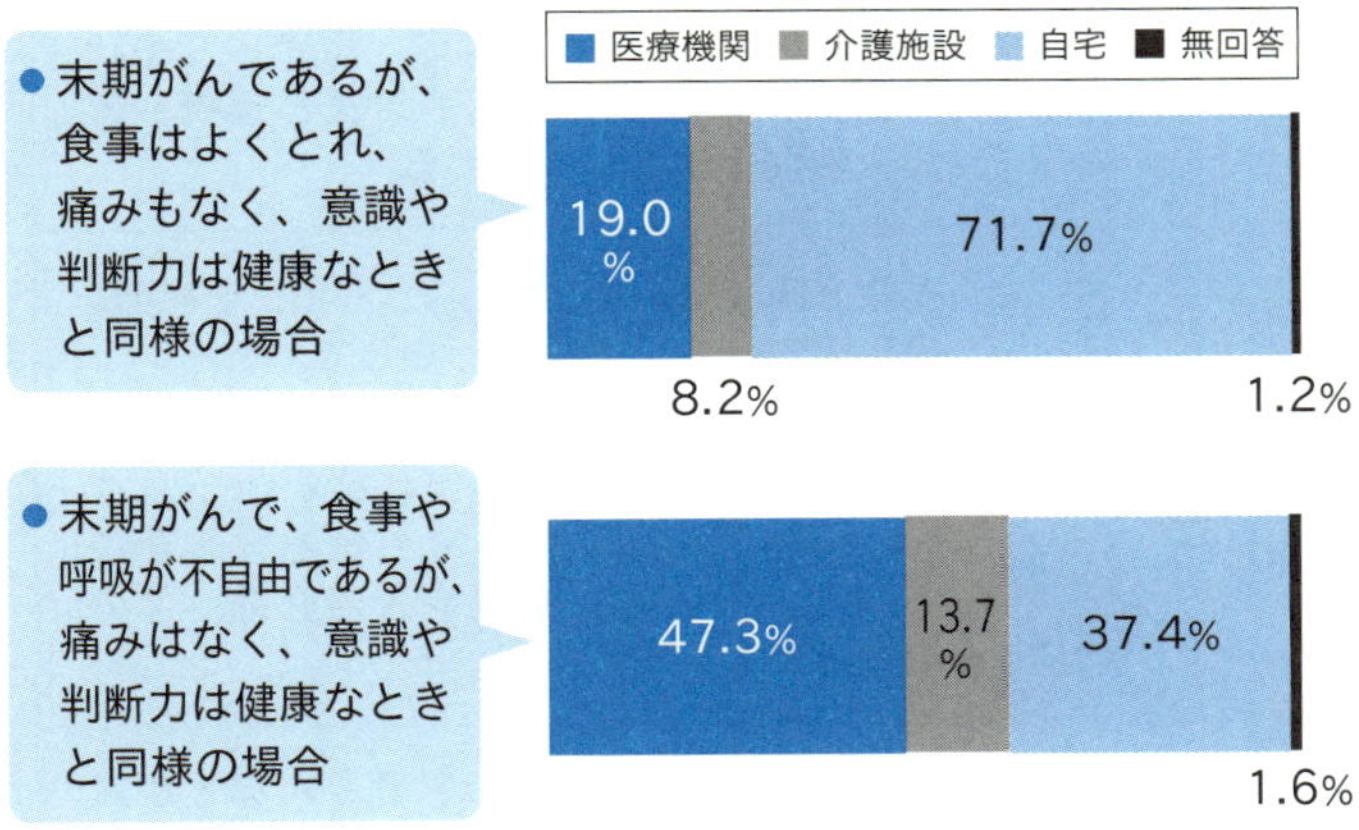


(n=2.179)
＊『人生の最終段階における医療に関する意識調査（2013年実施：一般国民2,179人） 厚生労働省』より

ればもっと以前から)、最期をどこで過ごすのか十分に話し合い、在宅療養を選択すると決めたら、迅速に準備を整えましょう。

備えさえあれば、在宅療養はさほど難しくありません。患者さんの希望をかなえ、かけがえのない日々を共に過ごした思い出は、一生心の中で輝き続けるでしょう。

その際、ご家族がもっとも心配されるのは、緊急時の対応です。患者さんの体調が急に悪くなったとき、さらに、痛みのコントロールや副作用対策、薬の管理、栄養管理、感染予防など気をつけることがたくさんあります。

緊急時の連絡先や、困ったときの相談先などを確認し、いつでも連絡できるようにしておくと安心です。

## 在宅療養を支えるしくみ

| | |
|---|---|
| 在宅療養支援診療所 | 365日24時間体制で対応。患者さんの状態が急変したときも、主治医と連携して再入院の手配をしてくれる。 |
| 訪問診療 | 定期的に医師が訪問して、診察や検査、痛みのコントロールなどをしてくれる。 |
| 訪問看護 | 看護師が患者さんの健康状態をチェックし、介護の相談に乗ってくれる。必要に応じて、医療的な処置や入浴介助、体の清拭などもしてくれる。 |
| 介護保険サービス | 40歳以上の末期がんの患者さんなどが対象。市町村役場や地域包括センターなどで利用申請をし、要介護認定を受ける。 |

# 鎮静（セデーション）について

## 意識レベルを下げる治療

終末期になると、患者さんは激しい痛みや呼吸困難、けいれん、倦怠感などに襲われたり、強いせん妄状態に陥ることがあります。見守るご家族から、患者さんのあまりの苦しみように耐えがたい思いをしたという声が聞かれます。

こんなとき、苦痛を避けるために薬剤を投与して患者さんの意識レベルを下げることを「鎮静（セデーション）」と呼びます。

セデーションには主に抗精神病薬のハロペリドールや、睡眠薬のミダゾラムなどが用いられます。

別途、病状に合わせて、水分や栄養の補給を減らす場合もあります。水分や栄養の補給が過剰になると、かえって患者さんの苦痛が増してしまうことがあるのです。

セデーションは、あくまでも終末期の患者さんの耐え難い苦痛を緩和するために行うものです。まれに混同される方がいらっしゃるのですが、死を目的とする安楽死とは異なります。

## 本人と家族の希望が優先

終末期になったからといって、どの患者さんもセデーションが必要になるわけではありません。苦しまずに平穏に死を迎えられる方もいます。しかし、耐え難い苦痛に見舞われたときには、こういう方法もあると知っておくとよいでしょう。

セデーションを行うには、次のようないくつかの条件を満たす必要があります。

**①耐え難い苦痛がある**

**②他の苦痛緩和策が無効で、他に治療法がない**

**③余命があと数日しかない**

**④患者さん本人とご家族が希望している**

とりわけ④は重要な条件で、医師が一方的にセデーションを行うことはありません。

医師の説明を受け、患者さんとご家族が十分に話し合い、セデーションを希望するという意思を示したときに実施されます。

患者さんの状態によっては、明確な意思を示せないことがあります。その場合は、医師とご家族が話し合って、患者さんの意思を推測して実施の有無を決定します。

セデーションを行うと患者さんは苦痛がおさまり楽になりますが、うとうとしている状態なので、ご家族とのコミュニケーションがとれなくなります。ですからセデーションを行う前に、患者さんに、話しておきたいことや、伝えておきたいことはないか確認しておかなければなりません。

そのため、最近では苦痛を緩和しつつも、必要なときだけ、あるいは呼べば目をさますぐらいの浅いセデーションから始めることが望ましいとされています。

ただし、患者さんの苦痛が非常に強い場合は、はじめから持続的なセデーションを行います。

# がんの治療にかかる費用

## 治療費用とその負担を軽減するしくみ

### 治療費が高額になることも

がんの治療費は、がんの種類や病期、治療法などによって大きく異なります。

しかし実際の医療費がいくらであっても保険診療の範囲であれば健康保険など公的医療保険が適用されるため、月々の自己負担額は一定に抑えられます。

保険で定められていない自由診療を組み合わせると（混合診療）、保険診療部分もすべて自己負担となります。

#### がん治療にかかる主な費用

| | |
|---|---|
| 直接治療にかかる費用 | 検査費、診察費、入院費、手術費、抗がん剤などの薬代、術後の通院治療費、治療後の定期検査費・診察費 など |
| その他の支出 | 通院のための交通費、入院時に必要な衣類・日用品代、入院時の食事代、手術時の医療用品代、個室なら差額ベッド代、診断書・証明書作成代 など |

例外もあり、保険外の治療でも先進医療（厚生労働大臣の定める「評価療養」）については、先進医療部分だけ全額自己負担し、保険診療部分は保険を使用できます。

２０１６年4月以降は「患者申出療養」という制度もあり、これは患者さんが未承認の治療を申し出、一定の審査を受けることで、先進医療と同様に保険診療と併用して治療を受けることができるものです。

公的医療保険でも独自の給付（付加給付）を行っている場合もあります。基本的な法定給付より給付額が多かったり、給付期間が長い場合もあります。

また民間の医療保険（生命保険・がん保険）などに加入している方もいらっしゃるでしょう。

ご自身の給付について早めに確認し、理解しておくと安心できます。

## 公的助成制度の活用で負担減

### ●傷病手当金

働いていたがん患者さんが、がんのために仕事に就けなくなったとき、給与が下がったときに健康保険組合、共済組合などから受けとれる保障が傷病手当金です。

治療が公的医療保険適用・適用外のいずれの場合でも、仕事に就くことができないという証明（診断書）があれば、支給対象となり、自宅療養期間についても同様です。

給与の支払いがあっても、傷病手当金の日額よりも少ない場合は、その差額が支給されます。

傷病手当金が支給される期間は支給を開始した日から1年6ヵ月間です。これは合計1年

6ヵ月分支給されるというわけではなく、この期間に仕事に復帰し再び休職した場合でも、支給開始から1年6ヵ月までしか支給されないという点に注意が必要です。

## ●高額療養費制度

1ヵ月の医療費が高額になった場合に利用できます。

月の初めから終わりまでの1ヵ月の医療費の支払いが上限額（自己負担限度額）を超えた場合に、その超えた金額が払い戻されます。

自己負担限度額は、年齢や年収、加入する公的医療保険によって異なります。

高額療養費として払い戻しを受けた月数が直近12ヵ月間で3月以上あったときは、多数該当といって、4月目から自己負担限度額がさらに引き下げられます。

一時的にせよ、数十万、あるいは百万単位のお金を立て替えるのはたいへんです。70歳未満の方で、医療費が高額になると予想される場合は、「限度額適用認定証」などを取得しておくとよいでしょう。これを保険証と共に医療機関の窓口に提示すれば、上限額までの支払いですむようになっています。

70歳以上の方は、「高齢受給者証」あるいは「後期高齢者医療被保険者証」などを提示すれば、自動的に自己負担限度額までの支払いとなります。

## ●高額医療・高額介護合算療養費制度

1年間の医療費と介護サービス費の合計が高額になったときに利用できます。

公的医療保険と介護保険の両方を利用している方で、8月1日から翌年7月末までの1年間にかかった、医療保険、介護保険の自己負担額の合計が基準額を超えた場合、その超えた金額が払い戻されます。

世帯全体の医療費・介護費が対象となりますが、一定の条件があります。

詳しくは市町村役場の介護保険の窓口、加入している公的医療保険の窓口に問い合わせてください。

## ●医療費控除

1月1日から12月末日までの1年間の医療費の自己負担額が一定以上になった場合、確定申告をすれば、税金の一部が戻ってきます。

生計を同じくする家族のために支払った医療費も、対象になります。

がん治療にかかる費用は総額で何百万円などといわれ、ご家族は不安に思われることと思いますが、公的な助成制度を活用することで、かなり負担を軽減できます。

各制度についてどこで相談すればいいのかわからないという場合は、病院の相談窓口やソーシャルワーカーなどに問い合わせるとよいでしょう。

- **患者さんが加入している公的医療保険（健康保険組合、国民健康保険、共済組合など）の給付内容や手続き方法を確認しましょう**
- **加入している民間の医療保険（生命保険会社など）の契約内容を確認しましょう**
- **かかった医療費などの領収書は保管しておきます**

# 第4章

# あなたがつらくなったら

# 近くにいる人ほどつらい

## 大切な人だからつらい

### 家族も苦しみを共有してしまう

がんと闘っている患者さんはもちろんつらいですが、大切な人が苦しんでいるのを見守っているご家族も、同様の苦しみを感じています。いや、それ以上かもしれません。

がん患者の配偶者と子どもの精神症状を調べた調査では、およそ4人に1人に、抑うつ、あるいは不安が見られたと報告されています。

また、進行がん患者の家族調査では、13%に精神医学的な診断がつきました。ところが、なんらかのケアを受けている方は、約半数にとどまっています。さらに、終末期がん患者さんの家族調査では、死亡前から死亡後の1ヵ月間に、約3分の1の方にうつ病が認められます。

**がん患者の配偶者と子どもの精神症状**

| | 配偶者 | 子ども |
|---|---|---|
| 抑うつ | 25% | 24% |
| 不安 | 27% | 25% |

＊『がん患者の心を救う』（河出書房新社）より

何らかの精神的介入を受けているのは約半数

全体として見ると、がん患者さんのご家族の約30％に、なんらかの精神医学的な疾患があることがわかりました。この結果は、ご家族のストレスがいかに強いかを示しています。

30代後半で肺がんにかかった井上清さんのお子さんはまだ2歳で、かわいい盛りでした。

「この子が生まれたときは泣いて喜んで、毎日お風呂に入れてくれました。今も本当に子煩悩なパパで、小学生になったら一緒にキャッチボールをしたいと楽しみにしていたんです。なのに、この若さで、なぜこんな病気にかからなくちゃいけないんでしょう」

妻の和子さんは清さんの前では気丈に振舞っていらっしゃいましたが、私の前ではこらえきれずに泣き崩れるのです。

また、「変われるものなら私が変わってやりたい」と、涙ながらに訴えるご両親もいらっしゃいます。

私は、このような場面に何度立ち会ったことでしょう。配偶者にしてみればかけがえのない人生のパートナー、ご両親にしてみれば血を分けた大切な子どもなのです。

自分のことではないから、また、心から大切に思っている人だから、よけいにつらくなってしまうのです。

こんなときは、自分の中に悲しみや怒りをためこまないで、信頼できる人に心のうちを聞いてもらいましょう。日記を付けるのも感情の整理に役立ちます。

遠慮せずに、担当医、看護師、私ども精神腫瘍医も頼っていただければと思います。

# 家族の心の負担は大きい

## がん患者との接し方は難しい

### 患者さんが攻撃的なときは

がん患者さんの心は常に揺れ動いています。本当に治るのか、職場復帰できるのか、元の生活に戻れるのか、このまま死んでしまうのではないかなどと、不安でいっぱいです。

もっと早く受診すればよかった、生活が不規則なのが悪かったなどと、自分を責めたり悔いたりすることもよくあります。

そういう気持ちを自分の中では消化しきれず、家族にイライラをぶつけることもあります。

例えば、「胃の調子が悪いといつも言っていたんだから、もっと強く病院に行くようにすすめてくれればよかったのに」などと、筋違いの文句をいうこともあります。

また、あそこが痛い、ここが痛いと訴え、だからこっちをさすれ、あっちをさすれと、絶え間なくさまざまな指示を出すこともあります。

家に帰ろうとすると「もう帰るのか。冷たいね」などと責めてしまうこともあります。

こうした患者さんの言動に動揺してしまうと、ご家族は病室にいる間中、患者さんのきげんを損ねないように気を使い、座ることもできずへとへとになってしまいます。

後述のように置き換えという防衛機制が働いて、自己を守っているとも考えられます。そう理解して、できるだけ受け止めましょう。

患者さんが攻撃的すぎるときは、見舞いの回数を減らしたり、病室にいる時間を短くしたりして、少し離れましょう。

患者さんに要求されても、やりたくないことは無理にしなくてもかまいません。

医療者にも、ぜひ相談してください。

またつらいのが、他の人にあなたへの不満や悪口を言っているケースです。

「ぼくが、がんで入院しているというのに、家内はパートがあるからといって、夕方しか来ないんだよ」と患者さんから聞いた親戚に、「たいへんなときなんだから、パートなんか辞めて看病に専念しなさいよ。」と責められ、奥さんが泣いて相談に見えたことがあります。

もちろん、パートを辞める必要はありません。ご家族ががんだからこそ経済的な不安を解消するため仕事を増やす人もいます。

ご家族はこんなとき、小さなことより全体を見るようにしてできるだけふだんどおりの生活を続けてください。

患者さんも病状が落ちついて気持ちが安定したら、感謝の気持ちをあらわせるでしょう。

このように、がん患者さんとの接し方は非常に難しく、ご家族が傷つくことも多いでしょう。

逆に、よかれと思って口にした言葉が患者さんを傷つけることもあります。患者さんの心理状態について、詳しく見ていきましょう。

## 傷つきやすい心理状態

ご家族が患者さんを励ますつもりで「早くよくなってね」と声をかけたら、「まるで他人事みたいだね」とか「あなたみたいに健康な人には私の気持ちなんかわからないわよ」と言われてしまったというケースをよくお見かけします。

実は善意からの励ましでも、患者さんには負担なことがあります。

また、抗がん剤の副作用に苦しみ、つらさを訴えたら、「とにかくがんばれ。あと少しだから」とご家族に励まされ、ストレスを感じたという患者さんもいました。「私のつらさもわからずに、がんばれ、がんばれって、もうたくさん」という心境なのです。

「くよくよしないで元気出そう」「だいじょうぶ。絶対治るから」などの安易な励ましも控えましょう。

無理に励ましの言葉や元気づけの言葉を探そうとせず、患者さんが話し出すのを待ってください。あえてこちらから声をかける必要はありません。

**善意からくる言葉でも相手を傷つけてしまうかも**

「がんばってね」

「早くよくなってね」

「絶対治るよ」

「暗い顔をしていると治るものも治らないよ」

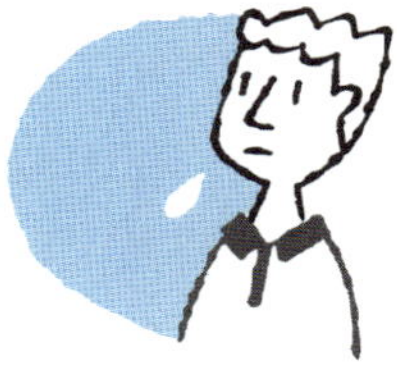

# ご家族が悩まされること

## 無神経な言葉に傷つく

精神腫瘍医をしていると、人間関係にまつわるさまざまなトラブルに遭遇します。特に、親戚の方とのトラブルは多く、禍根を残すこともあります。

例えば、患者さんのご家族に向かって

「なぜもっと早く病院に行かなかったの？」

「あなたのつくる食事が悪かったんじゃないの？」

「うちはがん家系じゃないはずなのに、なぜこの子だけがんになったの？」

と責めるようなことを言う人。

「こんな病院じゃかわいそう。私ならもっといい病院を探してあげるのに」などと治療に口を出すこともあります。

患者さんのことは労わるが、病人でない家族にまで気遣いできないのです。

支援していると見せかけて、自分の思いを遂げようとしているだけであることに気づいていないのでしょう。気に留めないことが一番ですが、対応がつらい場合は距離を置くようにしましょう。

- 気にとめない
- 距離を置く
- 「個人的な意見」と割り切って聞く

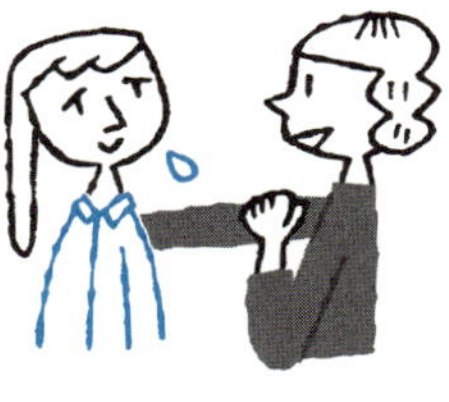

巻き込まれないように
うまく避ける術を身に
つけましょう

## 代替医療を勧められる

医療者側としてもっとも困るのは、親族の方に治療にまで口をはさまれることです。

例えば、冒頭のケーススタディの亀田さんの伯母さんのように、「抗がん剤治療なんてやったらダメよ。すぐに止めてこれを飲みなさい。絶対にこれで治るから」などといって、健康食品や厳格な食事療法などの代替療法を押し付ける方がいます。

親族にかぎらず、親しくしているご近所の方やご友人でも、強くいわれるとご家族は対応に苦慮します。最悪なのは、藁をもすがる気持ちになっている患者さんがそれを真に受けて、治療を放棄してしまうことです。

私は代替療法のすべてを否定するものではありません。しかし、一つひとつ証拠を積み重ねて構築された医学に対し、代替療法には科学的根拠がほとんどなく、現時点では、がんの進行を抑える効果が実証されたものはありません。

なかでも、医学を否定してこれさえすれば絶対に治る、確実に治る、という人は注意が必要です。医療に絶対や確実はあり得ませんから。

代替療法については、「慎重に見極めてくださいね」とアドバイスしていますが、信じきっている患者さんは聞く耳を持ちません。否定すると受診しなくなってしまうこともあるので、やんわり「厚生労働省や国立がん研究センターのホームページも参考にしてくださいね」というにとどめています。

ご家族も頭ごなしに否定せず、しばらく静観していてください。そのうち効果がないのに気づくでしょう。何事も責めるのではなく、見守ることが大切です。

実際、代替療法に打ち込んでいた方が、がんの悪化に耐えかねて戻ってくるケースもあります。主治医がその患者さんを見放さないで、丁寧につきあっていたことも功を奏したと考えられます。

## ご家族が心を病む

娘の内村美樹さん（診断当時28歳）が白血病になり、ご家族の心痛は大きいものでした。

ところが、美樹さんは治療後１年を待たずして再発してしまったのです。当然のことながらご家族はひどく落ち込まれ、美樹さんもさることながら、ご家族のメンタル面も危惧されました。

とりわけ、毎日つきっきりで看病していたお母さんの陽子さんの憔悴ぶりは激しく、日ごとにやつれていくように見えました。

「つらかったらいつでもいらしてください」と声をおかけしたのですが、いちばん苦しいのは娘だからと、陽子さんは自らの受診を拒み続け、とうとう過呼吸を起こして倒れてしまいました。うつ病の疑いもあったため、しばらく、抗不安薬や抗うつ薬などの薬物療法とカウンセリングを受けてもらうことにしました。

このように、ご家族は自分のことは後回しにしがちです。

ご家族がつらそうにしていると、患者さんの心も不安定になってしまいます。患者さんのためにもご自分をいたわり、異変を感じたら迷わず受診してください。

## 看病のために退職

看病に専念するため、あるいは職場の方に迷惑をかけたくないからと、看病しているご家族が退職されることも少なくありません。

そのご夫婦の場合は、夫の本木紀彦さん（診断当時48歳）が大腸がんで、3週間後に抗がん剤治療を行うことになったのです。その日に合わせて妻の夏子さんは休暇をとりました。というのは、抗がん剤の治療後はどんな副作用が出るかわからないので、患者さんを1人で家に帰すわけにはいかないからです。

こうして準備を整えていたのですが、当日の検査で白血球が少ないことがわかり、1週間延期することになりました。こうなると、また勤務先に事情を話して、休みをとらなければなりません。

夏子さんはシフト制で働くパートさんだったので、他の人にしわよせがいっては申し訳ないからと職を辞されたのです。

また、患者さん自身が闘病のために退職されることもあります。

仕事については、職場の理解をどれだけ得られるかが鍵となります。対応は企業によって大きく異なり、退職に追い込まれることもあれば、手厚く面倒を見てもらえることもあります。

実際、企業の規模を問わず、がんの治療をしながら仕事を続けている方は多くいます。がんになったら即退職と考える必要はありません。

最近は入院せず、外来で抗がん剤治療や放射線治療を受ける方も増えています。主治医や会社側とよく話し合い、より良い道を探っていただければと思います。

がん患者の就労や就労支援に関する現状

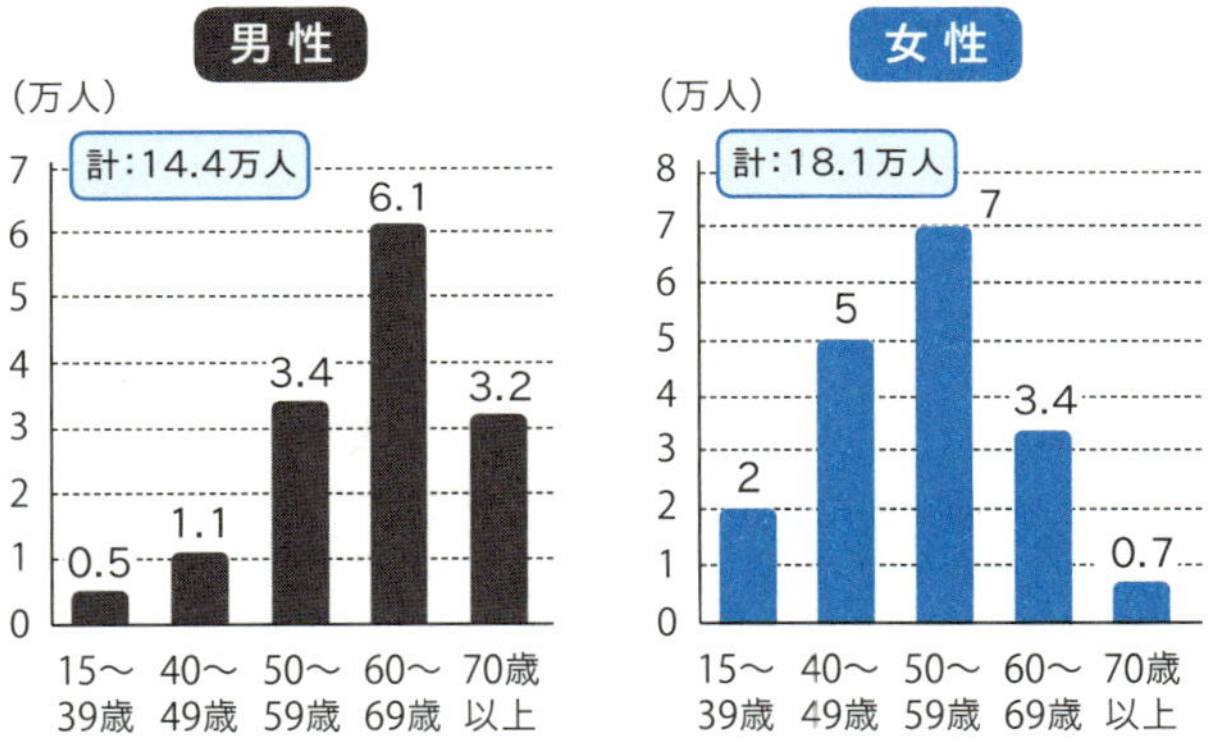


*『平成22年　国民生活基礎調査　厚生労働省』より

仕事を持ちながらがんで通院している人は32.5万人

## がんがん介護の現実

２人に１人が、がんにかかる時代ですから、夫婦ともにがんで、自身もがん患者でありながら、配偶者の看病をしている方がいます。

そればかりか、家族３人全員ががん、という家庭もありました。まずお嬢さんが悪性リンパ腫にかかり、次にお母さんが舌がん、最後にお父さんが肺がんになったのです。

お母さんとお嬢さんは治療を続け、より症状の軽いお母さんがお嬢さんの看病をされていました。こういう場合は一緒にケアを行いますので、医療者に家族もがんだと申告してください。

埼玉医科大学病院の緩和ケア病棟での調査では、４%が、がんがん介護でした。今後ますます増えていくでしょう。

# 有害な援助と有用な援助

## 特別な言葉はいらない

これまでお話ししたように、身近な人の患者さんやご家族を心配しての言動が、支援どころか、かえって害になることがあります。

例えば、抗がん剤治療を受け、吐き気に苦しんでいる最中なのに、「見舞いたい」と言い張るお友達。「今は話せる状態じゃないんです」とご家族に断られても、「いや、ちょっと顔を見るだけだから」と引き下がりません。

患者さんの容体を気遣うより、自分の義理を果たすことのほうが大切なのでしょうか。

また、「あなたより苦しんでいる人はいっぱいいるわ」などといって、患者さんを励ましているつもりの見舞客――。

今苦しい思いをしている患者さんには、そんな言葉はなんの役にも立ちません。自分の苦しみをまったくわかってくれていないと、孤独感を深めるだけです。また「あなたのつらさがわかる」「あなたの気持ちがわかる」という言葉も患者さんの心には負担です。

しかし、この方たちに悪意があるわけではありません。支援したいという気持ちはあるのですが、どうすればいいのかわからないので、ついよけいなことを言ってしまうのです。

ときに、ご家族も同じような失敗をしてし

まうことがあります。
「私もこんなにがんばっているんだから、早く元気になってね」
「手術後は積極的に歩くように先生にいわれたんだから、寝てたらダメでしょ」

こうした苦境にある方への接し方について「有害な援助」「有用な援助」という言葉を使うことがあります。発信者が援助のつもりであっても有害になってしまうことがあるのです。

押し付けがましい言葉やアドバイス、軽率な励まし、説教、患者さんを否定するような言葉は有害な援助になりがちです。

一方、有用な援助とは、相手に対して誠実な関心を示して、静かに患者さんの話を聞くことです。特別な言葉はいりません。どうぞ、そばにいてください。

**有害な援助**

動的
- アドバイスをする
- 回復を鼓《こ》舞《ぶ》する
- 陽気に振舞う
- 不遜《ふそん》な態度をとる
- 過小評価をする
- 「私はあなたがわかる」という

**有用な援助**

静的
- 同じ境遇の人と接する
- 感情を吐き出す機会を持つ

（患者さん自身）

- 誠実な関心を示す
- そばにいる

（ご家族）

＊『Lehman et al. 1986』より改変

# 誠実な関心を示す

## 患者さんの言葉に真摯に耳を傾けよう

患者さんのために、あれもしなくちゃ、これもしなくちゃと思い詰めないようにしましょう。ご家族だって疲れているのですから。

今述べましたように、そばにいて話を聞くことが、患者さんのいちばんの癒しになります。これが寄り添うということです。

「聞くだけでいいんですか？」と、驚かれることがありますが、実はそれが意外に難しいのです。

患者さんが不安や悩みを口に出すと、どうしても「じゃあ、こうしたらいいんじゃない？」と解決策を示したくなったり、「だいじょうぶだよ」と安請け合いしたり、「そんなこと言わないでがんばって」と励ましたくなってしまいます。

でも、患者さんが求めているのはそういう言葉ではありません。ただ、共感を示してほしいのです。患者さんが「つらい」といったら、「そうだね。つらいね」と受け止めましょう。

私も常にそれを心がけています。患者さんが亡くなり、ご遺族の方に「今日は通夜なんです」と告げられることがあります。こんなときは何か言葉をかけたくなりますが、これまでの経験からどんな言葉も無意味だとわかっているので、ただ「ゆっくり休んでください」「またいらしてください」と言うだけにとどめています。

かつてこんな失敗をしたことがあります。ご遺族と話しているとき、お気持ちはよくわかりますよ、と共感を示すつもりで「私の子どもも大けがをして、生死の境をさまよったことがあります」と言ってしまったのです。

「でも、先生のお子さんは生きていますよね」と切り返されました。

ご遺族にしてみれば、そんなことで自分の気持ちがわかるわけがない、と言いたかったに違いありません。

まったくそのとおりです。苦しみやつらさは、その立場にたった人にしかわからないのです。いくら私が専門家でも、ご遺族の抱える深い心の苦しみまで自分のものにはできません。

同様に、がん患者さんの苦しみやつらさも、本人でないとわからないのです。ご家族とはいえ、完全に患者さんの気持ちを理解するのは困難です。ですが、患者さんの話を真剣に聞き、共感し、受け入れることはできるでしょう。これこそ、患者さんがご家族にもっとも求めていることです。

できるだけふだんと変わらぬ態度で接し、患者さんが愚痴をいったり、弱音を吐くようなときは、真摯に耳を傾けてください。

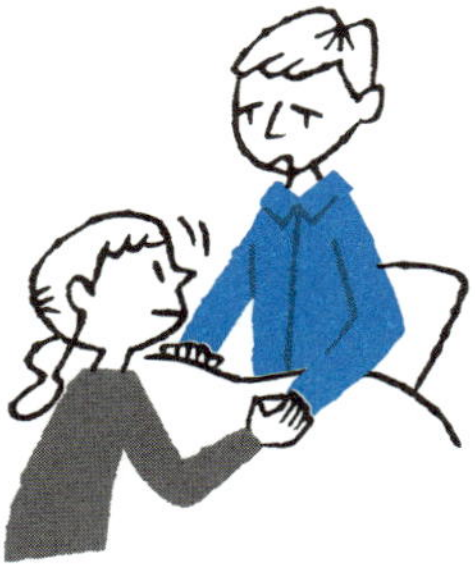

真剣に聞き、
共感し、受け入れる

# 自分を責めてしまうこともある

## いつのまにか心に忍び寄る疲労

### 専門家の力を借りて心のケアを

ご家族は常に神経を張り詰めているので、自分の心の疲れに気づかないことがあります。しかし、確実に疲労は蓄積しています。

それが自責の念となって、ご家族を苦しめることがよくあります。

### ●告知直後

多くのご家族が「もっと私が早く気づいてあげればよかった」と、激しく自分を責めます。「ごめんね」と泣きながら患者さんに謝る方もいます。

また、「もっと食生活に気を配っていればこんなことにならなかったのに」とか「ストレスがたまっていたのだから、ゆっくり休むようにいってあげればよかった」と悔やむ方もいます。

しかし、がんは長い年月をかけて大きくなります。自覚症状に乏しく、本人さえわからないのに家族が気づけるわけがありません。食生活が悪かったから、ストレスがたまったから、がんになるわけではありません。

つまり、ご家族には、なんの罪も責任もあ

りません。がんになるときはなるし、ならないときはならないのです。

## ●治療開始後

治療を開始したらしたで今度は、「有益な情報を集めきれなかった」「もっといい病院を探してあげればよかった」と自分を責め始めます。

患者さんのために必死になって情報を集めたのですから、最善を尽くしたのだと自信を持ちましょう。

## ●余命告知後

「やさしくしてあげればよかった」「家族の思い出をもっとつくってあげればよかった」「もっとよい看病ができたのではないか」などと自責の念にさいなまれて、苦しまれるご家族が多くいます。しかし、お話をじっくり聞いてみると、みなさんしっかり看病していらっしゃるのです。やりすぎともいえるぐらい、誠心誠意尽くしていらっしゃいます。

「いや、よく看病されています。何も悔やむ必要はありません」

私がこう伝えると、少し安心されます。どちらかといえば、一生懸命やった方のほうが、「もっとやってあげればよかった」という気持ちが強くなる傾向があります。

このように、ご家族はきちんと患者さんのサポートをされているにもかかわらず、何かにつけて自責の念にさいなまれます。あまりにもつらいときは、心のケアを受けましょう。感情を吐き出すことで、気持ちが楽になるはずです。

精神科・心療内科や精神腫瘍科の受診は敷居が高いと思われる方は、がん相談支援センターで相談しましょう。専門家を紹介してくれます。

## 対策① つらいと感じることを書き出す

### 問題を整理することが必要

### 箇条書きにする

つらいときは、何がつらいのか箇条書きにして書き出してみましょう。不安に思っていることや心配なこともすべて書いてみましょう。

頭の中で思っているだけでは堂々巡りになりますし、悲観的なことばかり考えて、ますますつらさや不安が大きくなります。

書き出すことによって問題が整理され、客観的に見られるようになります。すると、心が落ちつき、冷静に判断できるようになります。

これから何をすればいいか考えよう、という気持ちもわいてきます。

これがつらさから抜け出すはじめの一歩です。つらいのは、先が見えず、何をどうすればいいかわからないからです。解決に向けて主体的に動けるようになると、不安やつらさがやわらいでいきます。

まずは、次のように思いついたことをランダムに書いていきましょう。

- 転移するんじゃないか
- 不安で眠れない

- 医師とうまくコミュニケーションがとれない
- 苦しんでいるのを見るのがつらい
- 無力で何もしてあげられないのがつらい
- 親戚に責められるのがつらい
- 気持ちを吐き出す場所がない
- 今後の生活はどうなるのか
- 治療費の支払いが心配
- 子どものケアをどうすればいいのか

主に、親戚や周囲の人との人間関係、患者さんの容体についての不安、これからの生活への不安、患者さんの苦しみを見守るつらさ、自分の感情を吐き出せないつらさ、自分自身の心身の不調などが、ご家族の心をむしばんでいます。多くの場合、これらが重なり合って、いっそうつらさが増すようです。

こうして書き出していくうちに、しだいに自分がもっとも苦痛に思っていることは何か、大切に思っていることは何か、わかってきます。

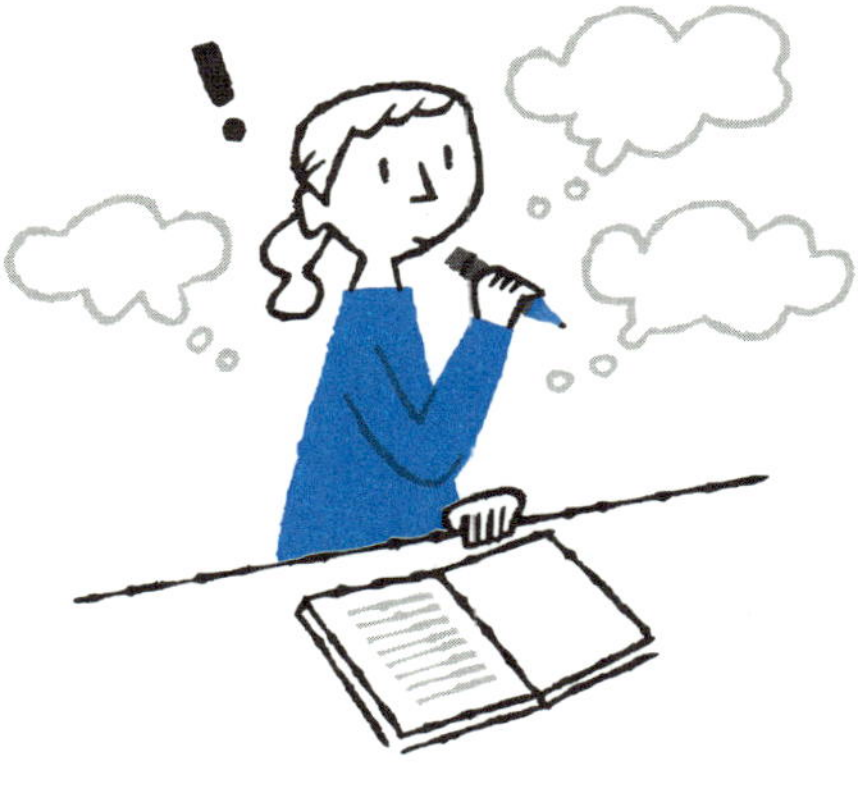

書くことで自分の気持ちが整理され、
やるべきことが見えてくる

# 対策② 今、できることを考える

## できること、できないことを知る

### つらさを分けてみる

つらいと思うことを書き出したら、自分で解決できることと、できないことに分けてみましょう。さらに、今考えることと、後で考えればいいことを分けてみます。

例えば、「転移するんじゃないか」というような、治療に関わることについては医師にゆだねるしかありません。転移するかどうか、今から心配してもどうにもなりません。万一転移したら、そのときに考えればよいことです。

また、医師とのコミュニケーションがうまくいかなくて悩んでいるのなら、あらかじめ質問事項を書き出すなど質問の仕方を工夫したり、医師に聞きにくければ看護師に聞いてみたり、がん相談支援センターに相談するなりして改善を図りましょう。

治療費の支払いに不安があれば、公的な助成制度や傷病手当金の利用ができないか、調べてみましょう。

また、無力で何もしてあげられないと嘆くご家族が多いですが、決してそんなことはありません。我がことのように心配してくれる家族がいるからこそ、患者さんはがんばれるのです。

患者さんの相談相手、見舞客の対応、周囲の人への連絡、汚れ物の洗濯、情報集めなど、家族でなければできないことが山のようにあります。無力どころか、患者さんのつらい闘病を支えているのはご家族の存在なのです。

ご家族自身がつらい気持ちを吐き出したくなったら、心のケアを受けましょう。緩和ケアでは、ご家族の心の問題も治療の対象としています。また、精神腫瘍科を受診したり、同じ立場の人が集う家族の会などに参加するのもいいでしょう。

このように、漫然と思い悩むのではなく、自分で解決できることであれば、行動を起こして変えていく勇気を持ちましょう。自分にはどうしようもないことは受け入れて、流れにまかせるしかありません。

私は、どうしても悩みから脱却できない方々に、次のような『ニーバーの祈り』をご紹介しています。ニーバーはアメリカの神学者で、彼の作とされるこの言葉はさまざまな病気などの支援プログラムで用いられています。

### ニーバーの祈り

神よ
変えることの
できるものについて、
それを変えるだけの勇気を
われらに与えたまえ
変えることの
できないものについては、
それを受けいれるだけの
冷静さを与えたまえ
そして、
変えることのできるものと、
変えることのできないものとを、
識別する知恵を与えたまえ

ラインホールド・ニーバー（大木英夫 訳）
＊大木英夫『終末論的考察』中央公論社 より

# 対策③　解決策を具体的に考える

## イエス・バットに落ち込まない

### 自分を変えられるのは自分だけ

自分で解決策を考えて実行できることはよいですが、どうすればよいかわからない場合は、第三者の意見を聞いてなすべきことを整理する必要があります。

自分の悩みを箇条書きにしたものを、医療スタッフに見せるとよいでしょう。自分だけで解決しようとしないで、他人の援助を求めることが、つらさ解消のカギといえます。

このとき重要なことは、その意見にしっかり耳を傾け、問題の解決に向けて努力することです。ニーバーの祈りをご紹介しましたが、どんなにアドバイスしても何も変えようとしない状態になってしまう方がいます。

外来に通ってきていた女性の例です。その方の悩みは主に2つありました。

1つは、寛解となったものの、夫である小山直行さん（診断当時50歳）の胃がんがいつ再発するか不安でたまらない。もう1つは中学生のお子さんにお父さんの病名を告げるべきかどうか、もし告げるとしたらなんと言ったらいいのか、ということでした。

どんながんでも、再発のリスクは常にあります。しかし、それを心配してもどうにもならないのです。今できることは、直行さんに定期的に検査を受けるように促し、万一再発しても早期発見できるように備えるだけです。

私は妻の幸子さんの訴えを聞き、直行さんの今後の見通しやお子さんへの対応など、いろいろお話しししました。

それを聞いて幸子さんは「わかりました」といったんはおっしゃるのですが、その後に必ず「でも、もし再発したら……」「でも、もし先生のおっしゃるように夫の病名を告げて子どもが動揺したら……」という具合に、結局いつも堂々巡りになってしまうのです。そうこうしているうちに2年が経ち、お子さんにお父さんの病名を告げるチャンスも逸してしまいました。

幸子さんは現状を変えようという意思も勇気もない状態に陥っているのです。いくら周囲が後押ししても、本人にその気がなければ事態は好転しません。

このような「でも、でも、だって」という状態は、心理学では「イエス・バット（Yes, but）」といいます。変えたいとは思っているけれど自分では動けないのです。しかしながら、自分を変えられるのは自分だけなのです。

やらない理由やできない理由を探すのではなく、第三者の意見を素直に聞き入れる力を持ちましょう。さらに見通しを立てて解決策を具体的に考え、書き出します。そして、1つずつ実行に移していきます。1人で踏み出す勇気がないときは、ぜひ医療者に声をおかけください。

# 対策④ 防衛機制《ぼうえいきせい》を知る

## 否認と置き換えを知る

### 患者さんの訴えを受け入れる

患者さんが問題の先送りをしたり、自分ががんであることを否定したり、妙に楽観的であることはまれではありません。また、周囲に当たり散らすようなこともしばしば認められます。

これらは「防衛機制」によるものです。防衛機制とは、生命の危機を感じたときに自己を守ろうとする心の働きをいいます。無意識のうちに生じるので、患者さん自身も気づきません。

患者さんの言動の裏にどのような心理が働いているのか知っておくと、ご家族もあまり動揺せずにすむでしょう。

防衛機制にもいろいろな種類がありますが、がん患者さんに多く見られるのは、「否認」と「置き換え」です。

否認は、がんの告知を受けたときや再発したとき、余命を告げられたときなど、いわゆる悪い知らせを受けたときにあらわれます。

患者さんは「自分が、がんになどなるはずがない」「診断が間違っているにちがいない」などと現実を否定します。平静を装ったり、何事もなかったかのように振る舞うこともあります。否認することによって一時的に心の危機を回避しているのです。

こんなときは「何言ってるの」と反論したり、現実を見るように促したりしてはいけません。否認はつらい現実を受け入れるまでの1つのプロセスで、時間が経つにつれ、事実を認めるようになっていきます。

ですから、それまでは患者さんの訴えに耳を傾け、そのまま受け入れるようにしてください。あまりにも否認が強すぎて治療に支障が出る場合は、医師に伝えましょう。穏やかに現実へと導いてくれるはずです。

また、置き換えは、告知直後や治療の成果がなかなか出ないとき、再発したときなどにあらわれがちです。「なぜ自分だけがこんな目に遭うんだ」「こんなにがんばっているのに、なぜうまくいかないんだ」という怒りを、本来の対象ではなく、より身近で安全な代理の相手にぶつけてしまうものです。

患者さんは、がんという病気に対して怒っているのです。しかし、病気には怒りをぶつけようがありません。そこで、怒りをぶつけても安全と思われる家族に、八つ当たりするのです。かまってほしい気持ちの裏返しでもあります。

そうとわかっていても、ご家族はさぞつらいことでしょう。そんなときは無理をせず、少し距離を置いてみることをお勧めします。

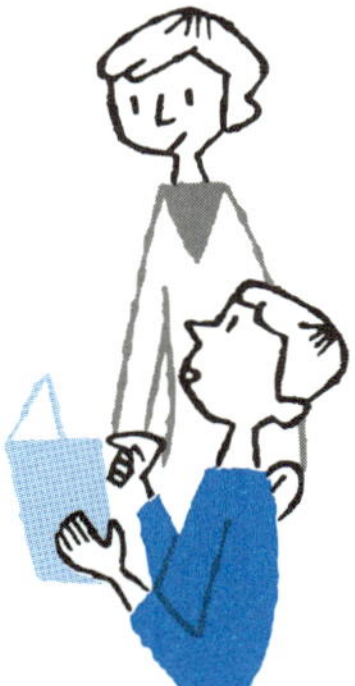

# 対策⑤　今を生きることを考える

## 生きる意味を見出す

### 今できることを精いっぱい楽しむ

ご家族の多くは、「もっと早くがんを見つけてあげていれば」とか「もっと食生活に気を配っていれば」と、自分を責めて苦しみます。でも、過去にこだわっていても、何も変わりません。決してご家族のせいではないのです。過去に生きるのではなく、今をいかに充実させるかを考えましょう。

がんが再発して残された時間がわずかになったとき、生きる意味に気づいて救われたという患者さんは少なくありません。同様に、看病を通して自分の人生を見つめ直し、つらさを乗り越えたご家族もいます。

また、患者さんとともに懸命に今を生きているご家族に出会い、感銘を受けることもあります。最近もこんなことがありました。

夫の高橋克也さん（診断当時65歳）が膵臓《すいぞう》がんにかかり、余命いくばくもない状態でした。亡くなる直前に「富士山と海が見たいなあ」とつぶやいたのです。

妻の静江さんはすぐに子どもたちに声をか

け、湘南地区でもっとも富士山が美しく見えるレストランに連れていきました。たまたま、私もそのレストランに居合わせ、奇遇に驚きながらも一緒に食事を楽しんだのです。その後、克也さんから富士山の絵手紙をいただきました。ご自身が描かれたものです。

このように、現実を受け止めて、患者さんとともに今できることを精いっぱい楽しむ――。これこそ理想の家族のありかたではないかと、私は深く感じ入りました。

善光寺のお坊さんに、法華経に「常懐悲感《じょうえひかん》心遂醒悟《しんすいしょうご》」という一節を教えてもらいました。深い悲しみや苦しみにじっと耐えて胸の奥に大切に抱いていると、やがて心が目覚め、安らかな境地に達する、というような意味です。詳しくは次項で述べますが、悲しみや苦しみにも意味があり、人間を成長させるのです。

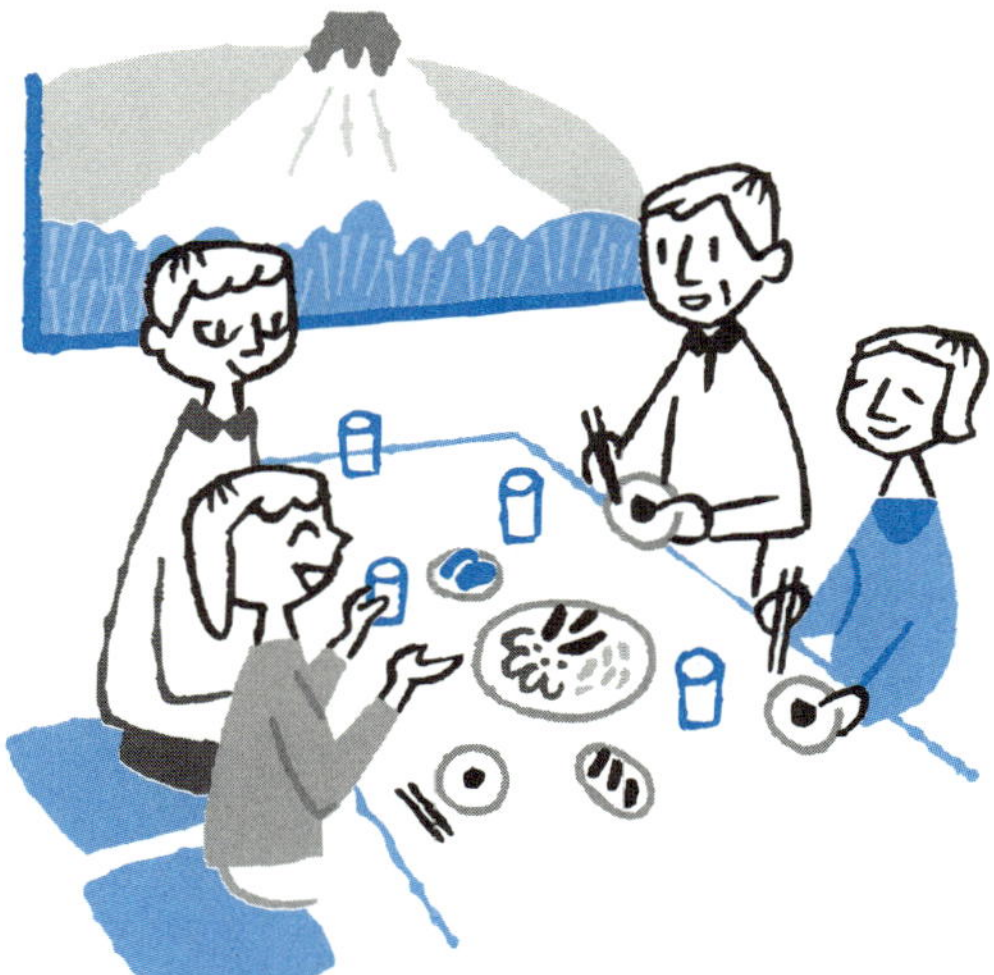

# 対策⑥　心的外傷後成長を知る

## 心は成長する

### 不運だったが不幸ではない

「心的外傷」とは、命が脅かされるような衝撃的な出来事に遭遇して、心に負った深い傷のことで、「トラウマ」ともいいます。

トラウマを負っても、それをよい方向に昇華させ、人間としてすばらしい成長を遂げる方々がいます。これを「心的外傷後成長」といい、「危機的な出来事や困難な経験との精神的なもがき・闘いの結果生じる、ポジティブな心理的変容の体験」と定義されています。

私も、がんと闘ううちに人生の真の意味に気づいた患者さんを目の当たりにして、大きな感動を覚えることがしばしばしばあります。

体は病魔にむしばまれても、どのような苦しい状況にあっても、人間の心は成長していくのです。これは、人間に備わっている尊い能力といえるでしょう。この50代の大腸がんの患者さんも、その1人でした。

前田弓子さんは、以前は韓流のドラマを見て、泣いたり笑ったりするごく普通の女性でした。

その弓子さんが大腸がんを患い、しかも再

発して肺や骨、腹膜《ふくまく》にまで転移してしまったのです。はじめは泣いてばかりいて、ほとんど何もしゃべれませんでした。

しかし、死の恐怖におびえ、もがき苦しみ、人生の意味を考え抜いているうちに少しずつ精神的に成長し、大きなストレスに立ち向かえるようになっていったのです。

その変化は目を見張るものがありました。最後は同じ病に苦しむ人たちのリーダーにまでなり、みんなを率いたのです。

弓子さんはこのように私に語りました。

「悔しい思いはみんな同じです。でも、なった以上はしかたありません。私はこの病気のおかげで強くなれたし、仲間に出会うこともできました。私の周りにあった幸せにも気づけました。今は、この病気に感謝することもあります」

そして、最期にこんな言葉を残しました。

「若くして病気になって死ななければならないことは不運かもしれませんが、自分の人生は不幸ではありません」

私は今でも、彼女のこの言葉を噛みしめながら治療にあたっています。つらい経験が彼女の糧となり、心の目が開いたのです。

この方だけではなく、家族の絆が強くなった、人生への感謝の気持ちが芽生えた、がんになってはじめて自分の大切なものに気づいた、などと病気によって得たものを話してくださる患者さんは少なくありません。ご家族も同じです。

がんは、患者さんにもご家族にも、とてもつらい経験です。でも、今は無理でも将来、あの経験があったからこそ、自分はここまで成長できたと思える日がきっとくるはずです。

# 対策⑦ 専門家に相談する

## うつ病が疑われるとき

### うつ病の目安

これまで述べてきたような対策を講じても、どうしても苦しみから脱出できないときは、うつ病を患っている可能性があります。

気分の落ち込みが続いていたり、何事にも興味を持てなくなったり、眠れないなどの症状はありませんか？ このまま消えてしまいたくなったり、死にたくなることもあります。

このような症状があるときは、自分の努力で改善するのは難しいので、迷わずメンタルケアの専門家に相談しましょう。患者さんのご家族がうつ病になる例は多く、私どもの精神腫瘍科では、ご家族を対象とした家族外来も設けています。誰しもそうなる可能性があるのですから、おかしいと思ったら早めの受診を心がけてください。

「うつ病」の診断基準としては、米国精神医学会発行のＤＳＭ-Ｖや世界保健機関（ＷＨＯ）発行のＩＣＤ-10（国際疾病分類）などが広く用いられています。

ＤＳＭ-Ｖでは、うつ病の症状を９項目に分類しています。うつ病の中心となる症状は①の抑うつ気分と②の興味・喜びの喪失ですから、うつ病の診断には、このどちらかの症状があるかどうかが鍵となります。さらに、9項目のうち、5項目が同時に2週間以上続いている、それらの症状によって日常生活に支障がある、それら

## うつ病の主な症状

これらの症状が、2週間以上、あるいはほとんど毎日続く

| | |
|---|---|
| ① 抑うつ気分 | 1日の大半を憂うつに感じたり、落ち込んだりしている |
| ② 興味・喜びの喪失 | ほとんどすべての活動に興味や喜びを感じない。紅葉を美しく感じない。ペットがうっとうしい。孫に会っても楽しくない |
| ③ 食欲減退、体重減少 | 著しく体重が減ったり、あるいは増えたりする。食欲がない |
| ④ 睡眠障害 | 眠れない。あるいは眠り過ぎる |
| ⑤ 精神運動性の焦燥または制止 | 他人にもわかるほどそわそわと落ち着きがなくなったり、動作が遅くなったりする |
| ⑥ 倦怠感、気力の低下 | 疲れを感じたり、無気力になったりする |
| ⑦ 無価値観、罪責感 | 自分に価値がないと感じたり、過剰に自分を責めてしまったりする |
| ⑧ 思考力・集中力・決断力の低下 | 考えがまとまらなかったり、集中できなくなったり、物事を決められなくなったりする。食事のメニューが決められない |
| ⑨ 希死念慮 | 死にたくなったり、自殺のための計画を立てたりする |

の症状は薬剤や身体疾患によるものではない、などの条件を満たした場合に、うつ病と診断されます。

最近の例では、旦那さんが胃がんの末期で、そのために不安が募ってうつ病になってしまったという奥さんがいました。通院の付添いのときも急に泣き出したりして、日常生活にも支障をきたすほどになり、患者さんを支援するキーパーソン（108ページ）としての役割も果たせなくなりました。

そこで、旦那さんのお母さんにキーパーソンをお願いし、奥さんはうつ病の治療に専念してもらうことにしました。

カウンセリングや薬物療法によって、少しずつ改善していますが、気分の波があり、まだ回復までには時間がかかりそうです。

## 自分なりの楽しみを見つける

突然、思ってもいなかった看病生活に突入し、しかも愛する家族の命が危ないとなれば、ストレスがたまらないわけがありません。

ストレスのサインは人によって異なり、わけもなくイライラする人もいれば、夜眠れなくなる人もいます。下痢や便秘が続いたり、肩こりがひどくなるという人もいます。自分のストレスサインをつかみ、症状があらわれたら、意識的にリラックスするように心がけてください。

それどころではないと思われるかもしれませんが、よい看病をするため、共倒れを防ぐために息抜きは不可欠です。友達とおしゃべりをする、たっぷり寝る、カラオケに行くなど、自分なりの楽しみを見つけることが必要です。

著者

**大西秀樹**（おおにし ひでき）

精神腫瘍医
埼玉医科大学国際医療センター精神腫瘍科教授
1986年、横浜市立大学医学部卒業。横浜市立大学医学部講師、神奈川県立がんセンター精神科部長を経て現職。がん患者と家族の精神的なケアを専門とする精神腫瘍医。著書多数。

# 家族ががんになりました

平成 28 年 1 月 21日　第 1 刷発行
令和 元 年 8 月 26日　第 3 刷発行

著　　者　大西秀樹
発 行 者　東島俊一
発 行 所　株式会社 法 研

〒104-8104　東京都中央区銀座1-10-1
販売03(3562)7671／編集03(3562)7674
http://www.sociohealth.co.jp

印刷・製本　研友社印刷株式会社　　0102

SOCIO HEALTH

小社は㈱法研を核に「SOCIO HEALTH GROUP」を構成し、相互のネットワークにより“社会保障及び健康に関する情報の社会的価値創造”を事業領域としています。その一環としての小社の出版事業にご注目ください。


ISBN978-4-86513-215-1　定価はカバーに表示してあります。